CONSIDÉRATIONS

SUR L'HÉMOGLOBINURIE

ET LES

HÉMOGLOBINURIES BRIGHTIQUES

PAR

Le Dr Auguste BÉCART
Ancien externe des Hôpitaux de Paris

PARIS
G. STEINHEIL, ÉDITEUR
2, RUE CASIMIR-DELAVIGNE, 2
1895

CONSIDÉRATIONS

SUR L'HÉMOGLOBINURIE

ET LES

HÉMOGLOBINURIES BRIGHTIQUES

IMPRIMERIE LEMALE ET Cie, HAVRE

CONSIDÉRATIONS

SUR L'HÉMOGLOBINURIE

ET LES

HÉMOGLOBINURIES BRIGHTIQUES

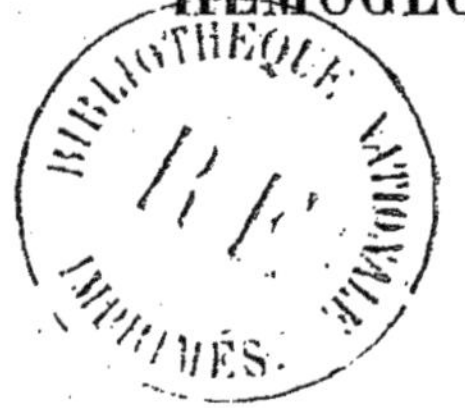

PAR

Le Dr Auguste BÉCART

Ancien externe des Hôpitaux de Paris

PARIS

G. STEINHEIL, ÉDITEUR

2, RUE CASIMIR-DELAVIGNE, 2

1895

CONSIDÉRATIONS

SUR L'HÉMOGLOBINURIE

ET LES HÉMOGLOBINURIES BRIGHTIQUES

INTRODUCTION

L'étude de l'hémoglobinurie, de date relativement récente, a donné déjà lieu à un grand nombre de mémoires. Cependant les auteurs qui se sont occupés de la question, tels que les docteurs Torio et Barrion, s'étaient bornés à l'étude de l'hémoglobinurie paroxystique. On n'admettait alors qu'une forme d'hémoglobinurie, l'hémoglobinurie paroxystique survenant sous l'influence du froid.

Depuis longtemps cependant, on avait remarqué que certaines intoxications pouvaient provoquer à plusieurs reprises le phénomène de l'hémoglobinurie; cette hémoglobinurie pouvait ne pas être paroxystique au sens propre du mot; elle pouvait par exemple durer plusieurs jours; peu à peu donc la notion de l'hémoglobinurie permanente vint s'ajouter à celle de l'hémoglobinurie paroxystique. On sut ensuite que la simple injection d'eau, de glycérine ou d'acides biliaires dans le sang des animaux pouvait produire l'hémoglobinurie. Cette hémoglobinurie expérimentale venait confirmer l'existence de l'hémoglobinurie toxique.

Avec la discussion mémorable de la Société médicale des hôpitaux en 1888, la question s'élargit encore. Des observations importantes rapportées par M. le Professeur Hayem et par M. Albert Robin prouvèrent d'une façon indiscutable l'existence d'une nouvelle variété d'hémoglobinurie, survenant comme épiphénomène dans le cours des maladies aiguës ou chroniques.

Nous avons eu l'occasion d'observer cette année dans le service de notre maître, M. Albert Robin, deux cas d'hémoglobinurie non paroxystique survenant chez des malades ayant subi récemment une attaque de néphrite aiguë ; il s'agirait ici de cette variété d'hémoglobinurie à laquelle M. Albert Robin propose de donner le nom d'hémoglobinurie métabrightique ou postbrightique. En rapprochant ces cas de quelques autres, il nous a paru intéressant de faire notre thèse sur ce sujet et de démontrer que chez les malades qui présentent une altération du plasma sanguin, les actes congestifs qui se produisent du côté des reins peuvent produire des accès d'hémoglobinurie et que ces accès peuvent, suivant les circonstances, précéder, accompagner ou suivre la maladie protopathique dont ils ne sont qu'une manifestation.

Nous commencerons donc notre travail en exposant d'une façon aussi complète que possible l'état actuel de la science sur l'hémoglobinurie considérée en général ; nous étudierons ensuite l'hémoglobinurie paroxystique, nous réservant d'insister en terminant, sur les diverses variétés de l'hémoglobinurie non paroxystique, survenant dans le cours du mal de Bright.

Mais avant d'entreprendre cette étude, nous croirions manquer à tous nos devoirs de reconnaissance, si nous ne mettions cette thèse inaugurale sous le patronage des maîtres dont nous avons suivi l'enseignement et dont nous garderons toujours le plus respectueux souvenir.

Nous sommes heureux de pouvoir remercier bien sincèrement M. le Professeur Tillaux et M. le Dr Lejars, dont nous avons eu la bonne fortune de suivre les leçons.

Nous adressons un dernier hommage à la mémoire de notre regretté maître, M. le Professeur Le Fort.

Que M. le Professeur Potain daigne agréer tous nos remerciements pour l'honneur qu'il nous fait en voulant bien accepter la présidence de notre thèse.

Qu'il nous soit enfin permis d'adresser l'hommage de ce modeste travail à M. Albert Robin dont nous avons eu l'honneur d'être l'externe. C'est à lui que nous devons la première idée de cette étude et ses conseils nous ont été d'un précieux secours. Nous sommes heureux de pouvoir lui témoigner ici toute notre reconnaissance pour la bienveillance extrême qu'il n'a jamais cessé de nous montrer pendant le cours de nos études.

Historique.

Les premières descriptions bien authentiques d'hémoglobinurie paroxystique ne remontent guère qu'à une trentaine d'années. Cependant il est difficile de croire que des faits aussi particuliers aient échappé à l'observation des anciens médecins et quelques lignes de Rayer, de Stewart, de Gergères, de Defer laisseraient supposer que ces faits ne leur étaient pas complètement inconnus. En tous cas, l'absence de données microscopiques leur enlève toute précision.

Les auteurs anglais, les premiers, publient des faits complets et indiscutables et rattachent la maladie à une congestion rénale se développant sous l'influence du froid. Harley la décrit en 1865 sous le nom d' « intermittent hæmaturia » et, peu de temps après, Hassall rapporte deux observations d'hémoglobinurie à laquelle il donne le nom d'hématurie hivernale. A partir de cette époque, un assez grand nombre d'auteurs publient des observations d'hémoglobinurie : en Angleterre, Gull, Pavy, Murchison, Greenhow, Begbie, Stephen, Mackensie, Roberts, W. Legg, etc.; en Allemagne, Kobert et Kuessner, Heubner, Rosenbach, Lichtheim, Ultzmann, Ponfick, Boas ; en Italie, Murri ; en Hollande, Van Rossem ; en Russie, Bartels et Botkin.

En France, les premiers faits publiés sont ceux de Clément et de Mesnet, en 1879 et 1880. Peu après, apparaît dans la *Revue mensuelle* un article de Lépine ; la même année, Ramlot réunit dans une revue critique les divers travaux parus sur l'hémoglobinurie. L'année suivante, en 1881, Torio fait sa thèse sur un cas d'hémoglobinurie a frigore ; en 1884, paraît la thèse de Barrion sur l'hémoglobinurie essentielle paroxystique. Quelque temps après, Hénocque publiait l'article Hémoglobinurie du dictionnaire encyclopédique.

En même temps, Winckel et Saudner faisaient paraître leurs travaux sur l'hémoglobinurie des nouveau-nés ; Karamitsas, Eitner, Neisser, Ponfick, Afanassiew s'occupaient de l'hémoglobinurie toxique.

En 1888, à la suite d'une observation rapportée par M. le Professeur Hayem, s'éleva une importante discussion à la Société médicale des hôpitaux. La discussion portait principalement sur la pathogénie de l'hémoglobinurie. Y prirent part un grand nombre de médecins parmi lesquels nous citerons surtout : MM. Albert Robin, Lépine, Millard et Bucquoy.

En 1889, Delabrosse, élève de M. Albert Robin, présente un travail d'ensemble sur la question.

Depuis cette époque, les faits se sont accumulés : en France, Babès, Hayem, Giraudeau, Chéron, Potain ; à l'étranger, Hawke, de Renzi, Socor, Bristowe, Copeman, Barton, Hoad ont fait paraître, à plusieurs reprises, des travaux ou des articles importants sur les diverses formes de l'hémoglobinurie.

Description.

L'hémoglobinurie est caractérisée, comme son nom l'indique, par le passage dans les urines de la matière colorante du sang. Longtemps confondue avec l'hématurie, à cause de la couleur rouge foncé que prennent les urines dans les deux cas, elle en diffère essentiellement par l'absence totale ou à peu près complète des globules rouges.

Dans l'hématurie, en effet, le sang passe en nature à travers le filtre rénal avec ses globules rouges intacts. Dans l'hémoglobinurie au contraire, le microscope montre l'absence de tout globule rouge dans le dépôt urinaire. Parfois cependant, on constate la présence de quelques rares globules ; mais leur nombre est d'ordinaire insignifiant ; en tous cas, il n'est jamais en proportion avec l'intensité de la coloration du liquide. Les urines ne renferment pas de sang sous la forme globulaire ; la matière colorante des hématies abandonne le stroma globulaire et passe dans les urines.

La coloration des urines varie du rouge clair au rouge brun et même au rouge noir ; le plus souvent, l'urine est transparente, limpide et d'une couleur noire analogue à celle du Porto. Mais souvent aussi, l'urine est trouble et laisse déposer, par le repos, un sédiment abondant, couleur chocolat.

L'analyse spectroscopique montre les bandes d'absorption caractéristiques de la matière colorante du sang. Le plus souvent, l'on constate les bandes de l'oxyhémoglobine, entre les lignes D et E de Frauenhofer, dans le jaune et le vert. Souvent aussi, l'on constate trois bandes d'absorption, deux entre D et E, une entre C et D, plus près de C dans le rouge. Cette dernière bande est caractéristique de la méthémoglobine.

Étiologie.

Il y a lieu tout d'abord de distinguer deux ordres de causes : les unes prédisposantes et les autres occasionnelles. Parmi les premières nous pouvons tout de suite ranger le sexe et l'âge.

L'hémoglobinurie peut en effet apparaître dans les deux sexes ; cependant il est à remarquer qu'elle est assez rare chez la femme ; presque tous les cas publiés ont été observés chez l'homme. Van Rossem en 1879 ne signale que 1 cas chez la femme pour 30 chez l'homme ; sur 67 cas analysés en 1888, Hénocque trouve 59 cas chez l'homme et 8 seulement chez la femme. Enfin Delabrosse en 1889, sur un total de 90 cas, en signale 76 chez l'homme et 13 seulement chez la femme, ce qui fait pour l'homme une proportion un peu supérieure à 84 p. 100.

L'âge n'est pas davantage un obstacle à l'apparition de l'hémoglobinurie. Wiltshire rapporte en effet un cas qu'il a observé chez un petit garçon de sept mois, et Francis chez un enfant de quatre mois ; plus près de nous, Hirst a pu observer un cas d'hémoglobinurie paroxystique chez un enfant nouveau-né. D'autre part, Stevens a observé un cas chez une femme de 75 ans, et M. Albert Robin chez une femme de 73 ans.

Toutefois, il résulte de différentes statistiques que c'est à la période moyenne de la vie, de 20 à 30 ans et surtout de 30 à 40 ans, que l'on rencontre le plus souvent cette affection.

Si nous poursuivons dans cet ordre d'idées, l'étude des causes prédisposantes, nous trouverons qu'elles sont loin d'être bien établies. Cependant, parmi elles, il en est deux, la syphilis et l'impaludisme, qui plus fréquemment relevées dans les antécédents des malades, semblent avoir acquis de ce chef une importance plus grande. Cette influence de la syphilis fut d'abord admise par Murri à la suite de la guérison absolue d'un malade au moyen de frictions mercurielles. Si l'on tient compte de la fréquence de la syphilis chez les hémoglobinuriques, sur 36 cas analysés par Murri, on trouve 15 fois la coexistence de la syphilis ; 14 fois, les indications ont manqué ; dans 5 cas, l'absence de la syphilis était signalée ; dans deux cas il y eut doute (1). Dans tous ces faits, il n'est question que de la syphilis acquise ; c'est au cours de l'infection que les malades présentent leur premier accès d'hémoglobinurie ; il n'est pas fait mention de l'influence possible de la syphilis héréditaire. Cependant Goetze, en 1884, publie un cas d'hémoglobinurie chez une petite fille atteinte de syphilis héréditaire ; enfin tout récemment M. Courtois-Suffit vient de publier une observation fort remarquable d'hémoglobinurie paroxystique chez un petit garçon de 2 ans manifestement hérédo-syphilitique.

En résumé, l'influence de la syphilis est tenue pour certaine par la grande majorité des auteurs, et Lépine admet à peu de chose près que « la syphilis est la condition sine quâ non de l'hémoglobinurie ».

D'autres auteurs, s'appuyant sur les bons effets de la quinine, ont invoqué l'influence du paludisme. Il est certain que chez bon nombre d'hémoglobinuriques, on a signalé d'une façon incontestable l'existence d'accidents paludéens ; les faits de ce genre ont été principalement observés chez des malades qui avaient voyagé dans les Indes ou séjourné dans les pays où les accidents paludéens sont à l'état endémique.

Néanmoins, tout en reconnaissant l'influence probable de ces deux infections, la syphilis et l'impaludisme, il faut avouer que beaucoup de malades, interrogés minutieusement, n'ont présenté dans leurs antécédents ni syphilis ni impaludisme.

Delabrosse (2), élève de M. Albert Robin, a souvent rencontré des antécédents nerveux dans les observations qu'il a parcourues ; que ce soient des névralgies, du rhumatisme chronique, de la goutte, des migraines, des hémorrhoïdes, ou simplement le tempérament nerveux, l'auteur est tout disposé à faire occuper au nervosisme un rôle important dans l'étiologie de l'hémoglobinurie ; il admet même que l'hémoglobinurie vraie résulte de la réunion de deux processus, l'un local, congestion rénale, l'autre général, trouble du système nerveux qui présente une excitabilité réflexe exagérée.

En 1888, M. Albert Robin présente à la Société médicale des hôpi-

(1) Cité par HÉNOCQUE. *Dict. encycl. d. sc. méd.*

(2) Thèse de Paris, 1889.

taux une statistique de 40 cas, et voici comment se décompose l'étiologie prédisposante de ces 40 cas d'hémoglobinurie dans lesquels il y avait assez de renseignements pour que l'on pût avoir quelques données sur l'état général antécédent du malade.

Syphilis seule	11	cas
Syphilis et tuberculose pulmonaire	1	»
Impaludisme seul	4	»
Impaludisme et rhumatisme	1	»
Rhumatisme	2	»
Uricémie	1	»
Anémie très marquée	1	»
Anémie et hérédité	1	»
Alcoolisme	1	»
Rachitisme	2	»
Gangrène des extrémités, affection cardiaque	1	»

C'est donc un total de 26 cas dans lesquels une maladie générale a pu modifier la nutrition et la résistance globulaire. M. Albert Robin pense qu'il est possible d'ajouter à cette liste les 14 cas suivants, en raison des troubles nutritifs qui accompagnent toujours les maladies locales qui paraissent avoir joué dans ces cas le rôle de cause prédisposante :

Maladie de Bright ou néphrites diverses	7	cas
Affections du cœur	4	»
Artériosclérose et affection cardiaque	1	»
Scarlatine et néphrite secondaire	1	»
Pleurésie	1	»

Socor a relevé dans un fait l'existence d'un emphysème chronique rebelle à tout traitement.

Bristowe et Copeman ont insisté sur les rapports de l'hémoglobinurie avec la maladie de Raynaud. Leur malade avait vu ses orteils devenir bleus et froids et un processus ulcéreux entraîner la chute des ongles de plusieurs orteils.

Ralfe a fait ressortir les rapports de l'albuminurie intermittente avec l'hémoglobinurie. Il considère la première comme une petite hémoglobinurie ; le foie et la rate suffiraient à l'emploi de la matière colorante, l'albumine étant éliminée par le rein.

Pour Frænkel, la plupart des malades atteints d'hémoglobinurie auraient une prédisposition marquée pour les affections pulmonaires chroniques.

Enfin deux cas semblent devoir être considérés comme héréditaires ; ce sont ceux de Saundby où un jeune homme et sa sœur ont été atteints d'hémoglobinurie, le père ayant présenté des symptômes qu'on peut rapporter à cette affection.

Si les conditions prédisposantes de l'hémoglobinurie sont encore incertaines et relativement mal connues, les causes occasionnelles sont, en revanche fort bien établies depuis longtemps. Au premier rang de ces causes, il faut placer le froid. Cette influence du refroidissement est si évidente que les premiers observateurs avaient désigné l'hémoglobinurie sous le nom d'hématurie hivernale. C'est en effet, dans la grande majorité des cas, sous l'influence du refroidissement et en hiver que l'hémoglobinurie apparaît. Quand on parcourt les nombreuses observations d'hémoglobinurie, on est frappé de retrouver, à tout instant, notée d'une façon incontestable, cette influence provocatrice du froid, il ne s'agit presque toujours que de malades ayant pris froid ou de gens, bien portants en apparence, mais s'étant trouvés exposés à l'humidité, à la pluie, au grand vent, etc.

Bien plus, on sait depuis longtemps qu'il est possible, expérimentalement parlant, de produire des accès d'hémoglobinurie par le refroidissement. Les expériences probantes de Rosenbach et d'Erlich, de Mesnet, de Bristowe et Copeman, de Lépine sont trop connues pour que nous insistions davantage sur ce sujet.

Cependant, comme le fait remarquer Delabrosse, la chaleur ne constitue pas un préservatif absolu et l'on a vu des accès d'hémoglobinurie survenir soit dans une chambre chauffée, soit dans le lit, soit pendant l'été ; mais ce sont là des faits exceptionnels.

Tout en restant la plus fréquente en tant que cause occasionnelle, l'influence du froid est loin d'être la seule.

Fleischer rapporte un cas d'hémoglobinurie dans lequel les crises survenaient invariablement après la marche, alors que tout autre exercice même violent était impuissant à les produire. Dubois a publié un cas analogue. Strübing raconte l'histoire d'un homme de 29 ans qui avait des accès d'hémoglobinurie quand il s'était livré à des exercices violents. Enfin, M. Albert Robin a rapporté à la Société médicale des hôpitaux une observation fort remarquable d'hémoglobinurie paroxystique provoquée par la marche.

En dehors du froid, de la marche et des exercices violents, d'autres causes ont été citées ; c'est ainsi que les contrariétés, les frayeurs, les excès vénériens, les excès alcooliques, les traumatismes, en un mot le surmenage, sous toutes ses formes, peuvent jouer tour à tour le rôle de causes occasionnelles.

Nous devons ajouter que M. le Professeur Potain (1) a rapporté un cas d'hémoglobinurie paroxystique survenu chez un homme sujet à de fréquents accès de colique hépatique. C'est la première fois que l'on trouve signalée au point de vue pathogénique la coexistence d'accidents hémoglobinuriques et d'un mauvais état du foie.

Dans sa communication à la Société médicale des hôpitaux, M. Albert Robin a cité 40 observations d'hémoglobinurie dont il a pu relever la cause locale déterminante. Ces causes se répartissent comme il suit :

Refroidissement	25 cas
Marche, fatigues, efforts	10 »
Marche et refroidissement	1 »
Excès vénériens	1 »
Traumatisme lombaire	2 »
Excès alcooliques	1 »

(1) Potain. *Gaz. des hôp.*, 1891.

Pathogénie.

Comment se produit l'hémoglobinurie ? L'hémoglobine se retrouve dans les urines, sans qu'il y ait en même temps de globules rouges ; or, comme cette hémoglobine ne peut provenir que de globules rouges, il est donc certain que l'hémoglobinurie doit être tout d'abord précédée de la destruction des globules. Mais où se fait cette destruction des hématies ? Est-ce dans les urines ? Est-ce dans le sang ? Est-ce dans les tissus ? Et par quel mécanisme s'opère-t-elle? Autant de questions difficiles à résoudre et qui ont fait naître bien des théories. Ces théories proposées pour expliquer la pathogénie de l'hémoglobinurie étant fort nombreuses, il est nécessaire, pour la clarté de l'exposition, que nous les examinions successivement.

Théorie de Van Rossem. — D'après cet auteur, l'hémoglobinurie ne serait qu'une hématurie dans laquelle les globules sanguins se dissoudraient dans l'urine par suite de la présence d'une quantité exagérée d'oxalates. Il y aurait donc hématurie puis dissolution des globules rouges dans une urine possédant des propriétés particulières. Van Rossem appuie son opinion sur ce fait qu'un certain nombre d'hémoglobinuriques présentent, en effet, des oxalates en excès dans les urines ; cependant il est facile de réfuter cette théorie. Tout d'abord, l'oxalurie, même limitée à la période des accès, est loin d'être la règle chez les hémoglobinuriques. Ensuite, si l'on ajoute à de l'urine hémoglobinurique du sang pur, les globules de ce dernier ne disparaissent pas plus vite que dans les conditions habituelles. En outre, si l'on additionne l'urine d'un hématurique d'une quantité d'oxalates analogue à celle qui existe parfois dans l'hémoglobinurie, les globules ne se dissolvent pas plus vite que dans cette urine abandonnée à elle-même (Chéron). Les urines hémoglobinuriques ne sont pas ammoniacales ; on ne saurait donc invoquer l'action qu'exerce l'ammoniaque dans les urines fermentées (Potain). Il n'y a donc dans les urines des hémoglobinuriques aucun élément particulier capable de détruire les globules rouges et par suite de provoquer l'expulsion de la matière colorante hors de ces globules.

En résumé, la destruction des hématies dans les urines est impossible à admettre et l'interprétation pathogénique de Van Rossem n'est actuellement admise par personne.

Théorie de l'hémoglobinhémie. — Un grand nombre d'auteurs assimilent l'hémoglobinurie paroxystique à l'hémoglobinurie toxique et admettent que, dans l'une et l'autre de ces deux affections, il y a d'abord hémoglobinhémie, c'est-à-dire dissolution de l'hémoglobine dans le sérum sanguin puis hémoglobinurie, c'est-à-dire élimination par les reins de cette hémoglobine préalablement dissoute.

Pour Ponfick, l'hémoglobinhémie se produit sous l'influence du rhumatisme. L'agent toxique dont nous ignorons encore la nature exacte, sépare la matière colorante des globules pour la répandre dans le sérum. La rate s'empare des globules rouges devenus impropres à leur fonction, d'où sa tuméfaction rapide. Quant à l'hémoglobine qui a été séparée des globules et qui est libre dans le sérum, elle se rend au foie qui la transforme en pigment biliaire, tant que sa quantité ne dépasse pas un soixantième de la quantité totale de l'hémoglobine en circulation. Dès que cette limite est dépassée, l'hémoglobinurie apparaît.

Lichtheim admet aussi l'hémoglobinhémie. Il fait remarquer que l'hémoglobinurie se produit toutes les fois que, pour une cause ou pour une autre, les hématies en circulation dans le sang viennent à être dissociées ; c'est ainsi que les empoisonnements provoquent l'hémoglobinurie en détruisant les globules rouges dans le sang lui-même et mettant l'hémoglobine en liberté. Des hémoglobinuries expérimentales ont été produites chez les animaux en leur injectant dans les veines de l'eau, de la glycérine, des acides biliaires, etc. Or, l'on a constaté dans ces cas la destruction d'un grand nombre de globules rouges. L'auteur en déduit par analogie que le même phénomène a lieu dans l'hémoglobinurie vraie ; toutefois il reconnaît que l'action du froid ne suffit pas pour expliquer l'hémoglobinhémie. On ne saurait accuser, selon lui, le froid de déterminer la destruction des hématies, puisqu'on peut soumettre des animaux bien portants à une réfrigération très intense, sans qu'il en résulte une altération des globules rouges.

Murri est partisan de la même théorie. En faisant uriner ses malades d'heure en heure, tous les jours, il constata une oligurie au début et dans la période d'état de la crise, ensuite la quantité des urines augmenta beaucoup. Ces phénomènes seraient dus, selon lui, à une hyperhémie passive, à une stase des reins, stase s'étendant du reste à la plus grande partie du corps et due à « un état d'excessif épuisement des centres nerveux de l'action réflexe des vaso-moteurs ». Les excitations thermiques des fibres de la périphérie seraient réfléchies comme action dilatatrice et le cours du sang dans les capillaires ralenti. La dissolution des globules s'effectuerait dans le sang et par exclusion, Murri arrive à admettre que les globules portent en eux, dès leur naissance, la raison de cette faiblesse extraordinaire, la véritable cause de la maladie se trouvant dans les organes hématopoiétiques. L'acide carbonique et la basse température expliqueraient les accès. Le ralentissement de la circulation accumule dans le sang une quantité d'acide carbonique exagérée et la marche ralentie de ce sang, à travers les tissus superficiels, ajoute à la lenteur de la circulation un abaissement de température considérable. Quant à la cause du changement du côté des centres vaso-moteurs, elle est mal connue.

L'altération des organes hématopoiétiques dépendrait, pour Murri, de la syphilis.

Pour Erlich, la paroi des capillaires, sous l'influence du froid, sécrèterait une substance pouvant dissoudre les globules.

M. Henrot (de Reims) ayant trouvé des pigments biliaires dans l'urine de ses malades, conclut qu'il doit y avoir une relation de cause à effet entre la production dans le foie d'un excès d'éléments biliaires et la fonte globulaire dans le torrent circulatoire; il rattache donc la maladie à la présence, dans le sang, de certains principes biliaires en excès.

En résumé, ainsi que le fait remarquer M. Giraudeau, il faudrait, pour que la théorie de l'hémoglobinhémie toxique soit applicable à l'hémoglobinurie paroxystique, que l'on ait constaté tout d'abord, dans cette dernière, l'existence de l'hémoglobinhémie, ensuite que l'on ait trouvé l'agent producteur de l'altération globulaire.

Or, l'existence de l'hémoglobinhémie est loin d'être prouvée. Dans la plus grande partie des observations, on ne la mentionne pas, et dans d'autres, on note d'une manière très précise que le sérum est normal.

Au reste, cette question de l'hémoglobinhémie fut l'objet d'une longue discussion qui s'éleva au sein de la Société médicale des hôpitaux, en 1888.

Le 10 février 1888, M. le Professeur Hayem rapporte un cas d'hémoglobinurie qu'il venait d'observer chez une malade atteinte de rhumatisme aigu. Passant à ce propos à l'étude de la physiologie pathologique de l'hémoglobinurie envisagée d'une façon générale, l'auteur s'élève contre l'opinion généralement accréditée à cette époque. Les observateurs qui s'étaient alors occupés de ce sujet avaient cru pouvoir admettre comme phénomène primordial la dissolution des globules rouges dans le plasma sanguin, donnant lieu secondairement au rejet par le rein de l'hémoglobine dissoute. Cette opinion s'appuyait non seulement sur des faits cliniques, mais aussi sur des expériences de physiologie pratiquées chez les animaux. M. Hayem fait alors remarquer que dans ces expériences, pour que l'hémoglobinhémie donne lieu à l'hémoglobinurie, il faut provoquer la dissolution d'une quantité très notable d'hémoglobine, à tel point que le sérum sanguin est alors fortement laqué. Or, ce phénomène ne se produit jamais chez l'homme. Chez les malades que l'auteur a eu l'occasion d'examiner, le sérum n'était pas sensiblement plus coloré qu'à l'état normal et il ne l'était pas plus pendant les accès qu'en dehors des accès. Or, comme d'autre part, l'urine des hémoglobinuriques ne dissout que fort lentement les globules rouges du sang qu'on y mélange ou qui peuvent s'y trouver mélangés, il en résulte d'une façon évidente que la cause de la dissolution de l'hémoglobine ne réside ni dans le sang ni dans les voies d'excrétion de l'urine ; elle doit donc être forcément rénale et se produire à l'occasion des altérations congestives du rein. Le processus rénal, indiscutable dans quelques cas où il existe des signes évidents de néphrite, est sans doute un peu différent dans l'hémoglobinurie paroxystique sans néphrite albumineuse ; mais, selon toute probabilité, la congestion doit y jouer un rôle prépondérant, et M. Hayem ajoute que c'est peut-être la raison pour laquelle les accès paroxystiques surviennent à l'occasion d'un refroidissement intense agissant sur la périphérie du corps. En résumé, M. le Professeur Hayem admet qu'il n'y a pas d'altération particulière du sang dans l'hémoglobinurie, mais une lésion rénale avec poussées congestives au moment desquelles le sang est dissous dans les reins par un processus encore mal connu. L'hémoglobinurie est donc sous la dépendance directe d'un accident rénal d'ordre congestif. L'absence d'albumine dans l'urine pendant les intervalles qui séparent les accès paroxystiques démontre bien qu'il n'existe pas de néphrite, mais il est possible qu'il y ait un autre genre d'altération rénale. On a admis une dissolution des globules dans le réseau capillaire de la peau refroidie; mais cette hypothèse paraît inacceptable, car chez deux malades atteints d'hémoglobinurie paroxystique, M. Hayem a constaté que les hématies résistent parfaitement à un abaissement thermique voisin de zéro. Il est donc probable que l'action du froid sur la surface cutanée agit par un réflexe sur les reins, et ceux-ci n'étant pas, sans doute, dans un état absolument normal, l'hémoglobine passe dans l'urine à l'état de dissolution parfaite, telle qu'on l'obtient, par exemple, au moyen de congélations successives du sang.

M. Albert Robin rapporte ensuite deux cas observés par lui et dans lesquels l'hémoglobinurie pourrait bien être d'origine rhumatismale. Ces deux cas venaient confirmer l'opinion émise par M. Hayem sur l'origine rénale de l'hémoglobinurie. Pour ces deux auteurs, il résulte donc que l'hémoglobinurie est un symptôme pouvant se montrer dans divers états pathologiques. Or, si un processus rénal passager peut lui donner naissance sans qu'il y ait dissolution de l'hémoglobine dans le plasma sanguin, il est permis de mettre en doute la théorie de l'hémoglobinhémie invoquée sans preuves suffisantes, à propos de l'hémoglobinurie paroxystique.

A ces assertions, M. le Professeur Lépine répond qu'il est fort étonné d'entendre nier la réalité de l'hémoglobinurie dépendant de la dissolution préalable de l'hémoglobine dans le plasma et qu'il a proposé d'appeler l'hémoglobinhémie. Il rapporte à ce sujet un cas de Kuessner, où il est dit explicitement que le sérum du malade, pendant l'accès, était rouge cerise. Tout en avouant les difficultés qu'il y a à empêcher la dissolution de quelques globules pendant la coagulation du sang, M. Lépine prétend que l'assertion de Kuessner lui semble singulièrement corroborée par l'expérience faite pour la première fois par Ehrlich et que lui-même a plusieurs fois répétée sur un de ses malades.

« Si, en effet, on lie à sa base le doigt d'un malade hémoglobinurique, mais hors du moment d'un accès, et qu'on plonge la main dans l'eau très froide, on crée, artificiellement, dans le réseau sanguin de ce doigt lié, une hémoglobinhémie circonscrite, dont on peut constater l'existence, soit en faisant pénétrer une goutte de sang dans un tube capillaire, auquel cas, on voit, quand la séparation du caillot est terminée, que le sérum est plus ou moins coloré, soit en examinant une goutte de sang au microscope entre deux lamelles. On trouve alors les hématies très décolorées, presque réduites à l'état d'ombres, et nageant dans un sérum fortement jaune. Chez un sujet sain, cette expérience du doigt lié et refroidi ne produit rien de semblable. »

On ne peut donc soutenir, d'après M. Lépine, que les globules rouges des malades atteints d'hémoglobinurie ne soient pas plus altérables que ceux des sujets sains. En outre, il faut remarquer que hors des vaisseaux, le sang se trouve dans des conditions anormales et qu'il est impossible de déterminer alors exactement le degré de résistance des hématies. M. Rodet de Lyon a montré que les globules rouges d'un malade hémoglobinurique, retirés par piqûre et mis dans une chambre humide, ne se dissolvent point, même s'ils sont refroidis à 22 degrés centigrades. Ce résultat, au premier abord paradoxal, s'explique parfaitement si l'on réfléchit que les globules ont passé à l'état de cadavres et que leur résistance au froid a pu augmenter, alors qu'ils perdaient leur vitalité. L'expérience d'Ehrlich est donc probante parce que les globules sont détruits dans le réseau vasculaire lui-même.

La coexistence d'albuminurie et de cylindres avec l'hémoglobinurie ne prouve pas son origine rénale, d'après M. Lépine, car on sait par les recherches d'un grand nombre d'histologistes que le passage de l'hémoglobine à travers l'épithélium rénal détermine des lésions de néphrite.

Somme toute, nous voyons que pour expliquer le mode pathogénique de la dissolution de l'hémoglobine dans l'urine, deux interprétations sont en présence; d'une part, on admet qu'il y a dissolution de l'hémoglobine au niveau du filtre rénal par un processus pathologique encore mal connu; d'autre part, on admet au contraire qu'il y a hémoglobinhémie et élimination par les reins de l'hémoglobine préalablement dissoute dans le sérum sanguin.

Reprenant la discussion, M. le Professeur Hayem rappelle que dans le cas récemment observé par lui, le sérum du sang recueilli pendant l'accès d'hémoglobinurie ayant été normal, on peut en conclure que la dissolution de l'hémoglobine dans l'urine ne provenait pas d'une hémoglobinhémie. L'hémoglobinurie ne pouvait donc résulter que d'un processus rénal. Il reste à savoir si, dans d'autres conditions pathologiques, l'hémoglobinurie ne peut pas résulter d'une hémoglobinhémie.

Il est incontestable que l'hémoglobinhémie se montre dans certaines maladies infectieuses et que l'on trouve alors le sérum du sang plus ou moins laqué; c'est là ce que les anciens auteurs désignaient par l'expression de sang dissous. Mais, en pareil cas, l'urine des malades n'est pas colorée par de l'hémoglobine, il n'y a pas d'hémoglobinurie.

Pour obtenir l'hémoglobinurie expérimentale chez les animaux, il faut provoquer la destruction massive des globules rouges; de même, chez l'homme, on assiste à des accidents tout semblables dans certaines intoxications par les produits de la série aromatique, ainsi que dans l'intoxication par les chlorates. L'hémoglobine est alors dissoute primitivement dans le sérum sanguin avec transformation partielle en méthémoglobine, et elle filtre avec l'urine au niveau des reins.

Mais dans l'hémoglobinurie paroxystique, l'hémoglobinhémie ne paraît avoir été invoquée jusqu'ici que théoriquement. Chez un malade observé par M. Mesnet, en 1881, M. Hayem a constaté qu'il n'existait pas d'hémoglobinhémie, que le sérum n'était pas laqué et que sa coloration n'était pas modifiée pendant ou après les accès. M. Hayem a retrouvé le même fait chez un malade de M. Dujardin-Beaumetz ; le sérum était incolore, il y avait hémoglobinurie.

M. le Professeur Hayem pense donc, que si l'on démontre comme il l'a fait, la non existence de l'hémoglobinhémie chez un individu atteint d'hémoglobinurie paroxystique, il devient nécessaire d'admettre qu'il en est toujours ainsi. Il s'agit en effet d'une maladie toujours une en clinique, toujours identique à elle-même.

En outre, M. Hayem fait remarquer très justement qu'il est souvent fort difficile de recueillir du sérum sanguin absolument privé de globules rouges ou d'hémoglobine; il en résulte que les observations dans lesquelles on a trouvé un sérum normal ont une valeur tout autre que celles dans lesquelles on a recueilli un sérum coloré.

On sait en outre que le refroidissement, même peu intense, peut déterminer un accès d'hémoglobinurie ; mais il est difficile d'admettre qu'un refroidissement minime détermine ainsi subitement la dissolution de l'hémoglobine dans le réseau capillaire cutané et l'hémoglobinurie. Les hématies du malade de M. Mesnet, que M. Hayem a eu l'occasion d'examiner, ne se dissolvaient pas, même lorsqu'on les soumettait à un froid de 2 degrés. En outre, il est inadmissible, comme le pense M. Lépine, à l'exemple d'Ehrlich, que les globules rouges soient plus vulnérables à l'intérieur des vaisseaux qu'en dehors de l'organisme, car nombre d'observations prouvent précisément le contraire.

Pour toutes ces raisons, M. le Professeur Hayem est donc conduit à admettre que dans l'hémoglobinurie vraie, il n'y pas hémoglobinhémie préalable, c'est-à-dire dissolution de l'hémoglobine dans le sérum sanguin, mais que le refroidissement périphérique agit par l'intermédiaire d'un réflexe nerveux aboutissant au rein, au niveau duquel existe quelque altération plus ou moins marquée et encore mal connue, qui permet dès lors la dissolution rénale de l'hémoglobine. L'hémoglobinurie est donc un symptôme pouvant se montrer dans des états pathologiques divers et qui peut être indubitablement la conséquence d'un processus rénal. Dans certaines circonstances, il peut résulter également d'une hémoglobinhémie ; mais jusqu'à présent, les preuves de l'existence de cette hémoglobinhémie dans l'hémoglobinurie paroxystique ne paraissent pas suffisantes. On sait en outre que l'hémoglobinurie paroxystique se traduit sous forme d'accès et que ces accès s'accompagnent généralement de frissons et de douleurs lombaires. Or, comme le fait excellemment remarquer M. le Dr Millard, ces douleurs lombaires, par leur répétition et leur ténacité, à chacune des crises d'hémoglobinurie, paraissent s'expliquer mieux par un processus rénal d'ordre congestif et de nature encore indéterminée que par la théorie, si ingénieuse soit-elle, de l'hémoglobinhémie. Lorsqu'il n'y a qu'une seule miction colorée et que les suivantes redeviennent presque immédiatement claires, il est bien difficile d'admettre une altération générale de la masse du sang se traduisant par la dissolution de l'hémoglobine dans le sérum sanguin, et se produisant et disparaissant avec la même facilité en quelques heures, sans amener d'autres désordres dans l'organisme.

Quand on voit, au contraire, tous les jours, les effets si graves et si variés de l'influence nocive du refroidissement périphérique, il paraît plus simple et plus rationnel d'admettre, comme M. le Professeur Hayem, une altération passagère du rein, permettant l'élimination d'une certaine quantité d'hémoglobine.

Théorie parasitaire. — Quelques auteurs attribuent à l'hémoglobinurie une origine parasitaire. M. Arloing serait porté à admettre que des microbes peuvent modifier le plasma de manière à permettre l'issue de l'hémoglobine. Les recherches de M. Babès semblent venir à l'appui de cette hypothèse. En 1888, cet auteur fait à l'Académie des Sciences, une communication fort remarquable sur l'hémoglobinurie bactérienne du bœuf. Cette maladie, endémique en Roumanie, surtout dans les parties basses et marécageuses, près du Danube, éclate chaque été dans certains endroits où elle fait des ravages terribles. Au cours de cette maladie, M. Babès a constamment trouvé une bactérie caractéristique, ronde, brillante, d'un diamètre de 0μ 5 environ, divisée en deux par une strie en son milieu et souvent en quatre par une autre strie transversale. Ce microbe, qui ressemble au gonoccocus, forme souvent des diplococci. Il se colore par les couleurs basiques d'aniline, très mal par la méthode de Gram, et il se décolore si l'on traite par l'alcool. Ces micro-organismes sont libres dans le cœur et dans les grands vaisseaux ; ils sont adhérents aux globules rouges ou bien situés dans leur intérieur; ils sont surtout très nombreux dans les œdèmes hémorrhagiques et dans le rein et l'on constate bien leur présence dans l'intérieur des globules rouges qui sont modifiés, moins colorés et très peu résistants. Quoique n'ayant pas réussi à déterminer chez le bœuf, une maladie mortelle par l'injection du sang du bœuf malade, M. Babès n'hésite pas à considérer les bactéries ci-dessus décrites comme l'agent pathogène de cette maladie. Ces micro-organismes spéciaux répandus dans le sang expliqueraient la vulnérabilité et par suite la destruction des hématies ;

mais jusqu'à présent, chez l'homme, les recherches de ce genre sont restées infructueuses (Hayem et Lépage).

La théorie parasitaire ne saurait donc nous fournir une explication pathogénique entièrement affirmative.

Peut-être, comme le pense le Dr Chéron, certains cas d'hémoglobinurie sont-ils dus à des parasites d'un ordre plus élevé.

Schreiber-Stuhlweissenburg a décrit un ver microscopique dans une urine hémoglobinurique ; mais il est probable qu'il provenait des organes génitaux de la malade plutôt que des organes urinaires.

Baginsky, dans un cas observé chez un enfant de trois ans et demi, a trouvé des vers qui seraient, d'après Virchow, une variété de nématodes et causeraient les accès.

Théorie rénale. — La destruction des hématies au niveau des reins, ou théorie rénale de l'hémoglobinurie, que nous allons maintenant exposer, se fonde sur des arguments très sérieux et c'est elle qui rallie aujourd'hui la majorité des médecins. Elle a été défendue par un grand nombre d'auteurs qui du reste interprètent de façon fort différente les phénomènes qui se passent au niveau du rein.

Stephen Mackensie rattache à une action vaso-motrice la cause de la destruction des globules dans les reins. Selon lui, il y aurait, au moment des paroxysmes, un spasme cutané rejetant le sang dans les viscères et surtout dans les reins en raison de leur vascularisation spéciale. Les globules rouges chassés avec force et se trouvant comprimés dans les glomérules y seraient détruits et leur matière colorante passerait dans les tubes urinifères.

Rosenbach admet une cause provocatrice telle que le froid, agissant concurremment avec une maladie des reins, plutôt qu'avec une maladie du sang ; il n'a pas vu d'altération des globules pendant les accès et n'a jamais constaté de coloration anormale du sérum ; l'examen des urines lui a toujours révélé la présence de l'albumine avant celle de l'hémoglobine.

M. le Professeur Lépine, admet à côté de l'hémoglobinurie paroxystique consécutive à une hémoglobinhémie, une seconde variété de cette affection, cette fois de nature rénale, sans adjonction d'aucun état général. L'affection rénale « constitue alors toute la maladie, l'hémoglobinurie n'étant qu'un épiphénomène ne causant aucun malaise particulier et ne produisant d'autre symptôme que la coloration de l'urine ». Pour le prouver, M. Lépine introduit une canule dans les deux uretères d'un chien. Les deux conduits sont soumis à une pression d'environ 60 centimètres d'un côté avec de l'eau stérilisée et de l'autre avec de l'urine ammoniacale. Après trois heures de compression, l'urine s'écoulant du côté de l'eau stérilisée est normale, celle s'écoulant de l'autre côté est rouge noir par hémoglobinurie. Comme les globules se conservent bien dans l'urine ammoniacale, ce ne peut être celle-ci qui les a détruits (Chéron).

D'autre part, quand, à la suite d'une congestion rénale, les hématies ont passé dans les glomérules, elles se trouvent en contact avec une urine très diluée ou plutôt avec un liquide très riche en eau qui n'est pas encore de l'urine. Et, en général, l'addition à une urine d'une assez grande quantité d'eau la rend capable, à la température de 10°, de détruire en peu de temps les globules rouges. Quand ces derniers arrivent dans les voies urinaires à leur origine, leur dissolution est inévitable; mais, dès qu'une quantité suffisante de plasma a transsudé, ceux qui arrivent échappent à la destruction. Pour expliquer pourquoi, chez le plus grand nombre de brightiques, il y a hématurie et non hémoglobinurie, M. Lépine admet ou bien que les globules ne passent pas à l'origine des voies urinaires ou bien qu'ils sont accompagnés d'une quantité suffisante de plasma.

Ainsi donc, pour M. Lépine, l'hémoglobinurie paroxystique pourrait être due, tantôt à l'hémoglobinhémie, tantôt à un processus rénal.

Les choses en étaient là, lorsqu'en 1888 M. Albert Robin communique à la Société médicale des hôpitaux deux observations fort remarquables d'hémoglobinurie et sur lesquelles nous aurons l'occasion de revenir longuement. Si l'une et l'autre de ces observations, dirons-nous tout de suite, plaident en faveur de l'origine rénale de l'hémoglobinurie, la seconde en outre peut servir à fixer d'une façon définitive la pathogénie de l'hémoglobinurie.

Dans le premier cas, il s'agissait d'un jeune homme chez qui la marche provoquait des accès d'hémoglobinurie paroxystique. Or M. Albert Robin trouva chez lui un état particulier de la nutrition se traduisant par un excès de désassimilation des matières azotées, et se fondant sur ce trouble de la nutrition, concluait ainsi :

« Nous ne connaissons pas la réaction intime qui détruit les glo-

« bules rouges et met l'hémoglobine en liberté ; nous avons certaines « raisons plausibles de penser que cette réaction s'accomplit dans le « rein lui-même sous l'influence de la fatigue provoquée par la « marche ; mais, d'un autre côté, nous soupçonnons que la marche « serait impuissante à provoquer cette réaction si la désassimilation « n'avait point été intéressée. »

L'auteur faisait donc intervenir à côté d'un processus local déterminant, un état général prédisposant sans la combinaison desquels l'hémoglobinurie ne pourrait se produire. Dans le cas présent, cet état général prédisposant, ou pour mieux dire, cette altération nutritive, toute fonctionnelle, paraissait s'être traduite par un excès de la désassimilation azotée ; mais, comme le faisait remarquer M. Albert Robin, il existe d'autres modifications d'ordre général, capables de prédisposer à l'hémoglobinurie ; et la syphilis et l'impaludisme, « deux maladies qui frappent si profondément la nutritution », sont invoquées aussi et à juste titre comme causes prédisposantes.

En s'appuyant sur l'urologie et sur l'évolution d'un cas d'hémoglobinurie provoquée par la marche, M. Albert Robin était donc arrivé à cette conclusion que l'hémoglobinurie résultait de la combinaison de deux processus, l'un prédisposant, d'ordre général, constitué par un trouble de la nutrition, le second, d'ordre local et relevant de la congestion rénale.

Cependant si l'analyse de l'urine avait révélé à l'auteur l'existence et la nature du premier de ces processus, il n'avait pu juger du second que d'une manière indirecte et en s'appuyant sur des analogies. Aussi, M. Albert Robin ajoutait-il que l'existence de ce second processus restait sujette à caution ou tout au moins que l'on pouvait objecter que, n'ayant pas été anatomiquement constatée, cette congestion, si probable fût-elle, n'avait rien de certain.

Aussi, tout en proposant cette théorie, M. Albert Robin avait pris le soin de l'entourer de certaines réserves, malgré l'appui très réel que la thérapeutique était venue lui prêter.

Mais, peu de temps après, une autopsie vient fournir à l'auteur la preuve directe de cette congestion rénale, jusqu'alors théoriquement admise. « L'hypothèse passe alors à l'état de fait et sur cette base solide, on peut, dès maintenant, tenter de fixer la pathogénie de l'hémoglobinurie, d'établir une classification de ses variétés principales et enfin de pressentir les indications du traitement qu'il convient de lui appliquer. »

Nous ne pouvons mieux faire, pour l'intelligence de ce qui va suivre, que de résumer ici brièvement les traits principaux de cette remarquable observation que, du reste, nous citerons en entier au sujet de la symptomatologie. Nous rapportons textuellement les conclusions de M. Albert Robin.

Il s'agit d'une femme de 73 ans, atteinte d'une vieille néphrite interstitielle et souffrant de troubles gastro-œsophagiens symptomatiques d'un rétrécissement de la partie inférieure de l'œsophage. Au cours de son affection, la malade est prise de douleurs de reins ; l'estomac devient absolument intolérant, comme il arrive dans un grand nombre de cas d'urémie gastrique, et il se produit soudainement un accès d'hémoglobinurie qui dure quarante-huit heures et qui se juge par une polyurie relative. Puis, après une courte accalmie, survient une pneumonie accompagnée des mêmes symptômes d'intolérance gastrique, et, vers le troisième jour de cette pneumonie, nouvel accès d'hémoglobinurie avec diminution extrême de la quantité d'urine. La mort survient rapidement.

Il paraissait évident que le premier accès d'hémoglobinurie s'était accompagné de phénomènes urémiques, dont l'intolérance gastrique absolue était l'une des manifestations. Au reste, l'étude de la sécrétion urinaire au moment de l'accès ne laissait aucun doute sur la nature et la cause de cette urémie.

Chez cette malade qui mangeait à peine, et qui, par le fait de son rétrécissement œsophagien et de sa dilatation gastrique, se trouvait placée dans les conditions d'assimilation les plus défectueuses, le bilan nutritif était déjà fort réduit, puisque les matériaux solides n'atteignaient pas 25 grammes et que l'urée oscillait de 8 gr. 48 à 9 grammes.

Or, subitement, l'élimination des matériaux solides tombe à 6,02 et 7,89, celle de l'urée à 1,230 et 1,017, et la quantité d'urine tombe à 250. Il venait donc de se produire dans le rein une nouvelle modification, qui réduisait encore son pouvoir d'excrétion, déjà fort amoindri, et cet abaissement considérable du taux de la décharge urinaire expliquait parfaitement les accidents urémiques.

La coïncidence de l'hémoglobinurie avec cette insuffisance rénale aiguë, constituait un nouvel argument en faveur de l'origine rénale de certaines variétés d'hémoglobinurie, et l'absence dûment constatée d'hémoglobine dans le sérum lui donnait un caractère de certitude.

Restait à savoir à quel processus intime était liée cette insuffisance rénale. Se fondant sur sa coïncidence avec l'hémoglobinurie et l'élévation subite de l'albuminurie urinaire, M. Albert Robin émit l'idée d'une congestion rénale aiguë, mais sans pouvoir s'expliquer pourquoi la congestion rénale, qui s'acccompagne ordinairement d'hématurie vraie, n'aboutissait ici qu'à l'hémoglobinurie.

Cependant, quelque probable que fût la congestion rénale, le mécanisme de cette subite insuffisance excrétoire devait demeurer encore hypothétique, si un accès nouveau et en tout semblable au premier n'était survenu à l'occasion d'une pneumonie qui emporta la malade.

L'autopsie démontra la vérité de l'hypothèse soutenue par M. Albert Robin. La congestion rénale ne pouvait faire aucun doute ; à l'œil nu, elle paraissait intense et généralisée; au microscope, elle n'était pas diffusée, mais produite par îlots, et, suivant l'expression de M. le Professeur Renaut, « ce rein déjà lésé par la néphrite interstitielle chronique, avait été annulé par un coup d'œdème congestif ».

Donc, en se fondant sur l'évolution de ce cas et sur les lésions trouvées à l'autopsie, M. Albert Robin croit pouvoir déclarer que « la congestion rénale est la condition locale efficiente de l'hémoglobinurie ».

« Nous ne connaissons pas encore, ajoute-t-il, la réaction intime « qui détruit les globules et met l'hémoglobine en liberté, mais « nous savons à n'en pas douter, qu'elle est préparée sinon causée « par une poussée congestive du côté du rein ; en d'autres termes, « que la congestion du rein est le premier acte du processus local « qui aboutit à l'hémoglobinurie. »

Mais alors une objection vient immédiatement à l'esprit, et comme le fait remarquer l'auteur, elle est trop légitime pour ne pas être posée. Pourquoi la congestion rénale qui d'ordinaire produit de l'albuminurie et de l'hématurie, aboutit-elle, dans le cas actuel, à de l'hémoglobinurie ?

« Il n'est pas possible d'invoquer les lésions rénales antécédentes, « puisqu'on a vu, à maintes reprises, des poussées congestives sur

« des reins contractés se juger purement et simplement par de « l'hématurie vraie.

« Il y a donc quelque chose de plus que l'état du rein. L'acte rénal, « quel qu'il soit, serait impuissant à produire l'hémoglobinurie, si la « nutrition générale n'avait pas été préalablement intéressée, si les « globules rouges du sang n'avaient déjà subi par ce trouble nutritif, « un amoindrissement de leur résistance. »

La malade dont il s'agit était évidemment placée, du fait du rétrécissement de l'œsophage et de la dilatation stomacale, dans les conditions les plus défavorables pour sa nutrition. On peut dire que depuis plus de deux mois, elle était en état de semi-inanition. Quant à l'état de ses échanges, ils étaient réduits à un minimum difficile à dépasser, avec 24 gr. 33 de matériaux solides et 9 gr. 003 d'urée dans les vingt-quatre heures.

« Il est, en effet, impossible, conclut l'auteur, de trouver une « déchéance plus complète de la nutrition, et les chiffres qui repré- « sentent celle-ci nous donnent l'idée de ce que pouvait être la résis- « tance des tissus d'un tel organisme.

« Au moment du coup d'œdème aigu congestif qui a frappé le rein, « globules rouges et globules blancs ont envahi la capsule de Bowman « et le tissu conjonctif qui sépare les tubuli ; les globules blancs, cel- « lules indifférentes et par cela même plus aptes à la défense, ont résisté, « tandis que les globules rouges, cellules spécialisées et rendues plus « débiles encore par l'inanition, ont succombé sur le coup, quand elles « ont été privées du plasma qui les protégeait et qu'elles se sont « trouvées placées dans un milieu anormal pour elles. »

En résumé, nous voyons que cette observation vient confirmer d'une façon absolue la théorie précédemment soutenue par M. Albert Robin. Selon lui, l'hémoglobinurie « ne saurait se produire sans le concours de deux facteurs : le premier, préparatoire, est une altération de la nutrition, diminuant la vitalité et par conséquent la résistance des globules rouges du sang ; le second, déterminant, est un processus de dissolution rénale à début congestif ».

Cette altération de la nutrition relève d'ailleurs de causes très diverses. Dans l'observation que nous venons de résumer, le trouble nutritif originel est la conséquence d'une inanition progressive, survenue chez une femme déjà touchée par une ancienne néphrite interstitielle ; dans le cas d'hémoglobinurie provoquée par la marche, il y avait un excès de désassimilation des matières azotées ; dans d'autres circonstances, la nutrition sera troublée tantôt par la syphilis, l'impaludisme, tantôt par l'uricémie, etc.

En un mot, ce qui importe « ce n'est pas tant l'étiologie de la lésion de nutrition que cette lésion elle-même ; et toute cause capable de la produire, c'est-à-dire toute cause capable de diminuer la vitalité des globules rouges, pourra figurer au nombre des conditions étiologiques prédisposantes de l'hémoglobinurie ».

Classification.

Les notions qui précèdent éclairent singulièrement la pathogénie de l'hémoglobinurie, et considérées à ce point de vue les diverses espèces de cette affection tendent à s'unifier.

On devra toujours en clinique faire une classe à part pour les hémoglobinuries paroxystiques, qu'elles soient dues au froid ou à la fatigue ; les hémoglobinuries survenant à titre d'épiphénomène dans le cours d'autres affections telles que la syphilis ou l'impaludisme, constitueront une seconde variété, tandis que l'on classera dans une troisième les hémoglobinuries d'origine toxique (Albert Robin).

Dans les deux premières variétés, l'action combinée des conditions prédisposantes d'ordre général et de l'acte rénal doit être réalisée « et la différence qui les sépare réside seulement dans la durée de « l'acte rénal. Qu'il soit rapide et simplement fluxionnel, ainsi qu'il « appartient à un réflexe, l'hémoglobinurie aura les allures d'un « paroxysme ; qu'il soit, au contraire, plus lent dans son évolution, « comme ce doit être le cas quand la poussée congestive se fait sur « un rein déjà malade, l'hémoglobinurie ne sera plus paroxystique, « mais affectera une sorte de continuité parallèle à la poussée rénale ».

On voit que les deux premières variétés ne diffèrent essentiellement que par la durée de la poussée congestive du côté du rein.

« On conçoit facilement, ajoute M. Albert Robin, que si cette « poussée, au lieu d'évoluer comme un mouvement fluxionnel, persiste « pendant un certain temps, le rein, même antérieurement sain, peut « subir des altérations et entrer en scène pour son propre compte. « On assiste alors soit à une congestion rénale aiguë primitive, soit « à une véritable néphrite congestive qui n'est que l'exagération de « la poussée rénale congestive génératrice de l'hémoglobinurie. »

Il n'est pas possible de mieux définir l'évolution et le mode pathogénique des diverses espèces d'hémoglobinurie, et l'on peut dès à présent, à l'exemple de M. Albert Robin, les grouper en deux classes :

1° Les hémoglobinuries vraies ;

2° Les hémoglobinuries toxiques.

Les hémoglobinuries de la première classe, les hémoglobinuries vraies exigent pour se produire l'association de deux actes pathogéniques : « L'un, d'ordre général et prédisposant, est caractérisé par tout trouble de la nutrition qui a pour résultante d'amoindrir la vitalité des hématies ; l'autre, d'ordre local et déterminant, est une poussée congestive du côté du rein.

Quant aux hémoglobinuries de la seconde classe, « elles n'ont pas besoin pour se produire du concours de deux facteurs pathogéniques. La diminution de résistance des globules rouges entre seule en ligne de compte ; par conséquent, tout agent destructeur de leur structure ou perturbateur de leur milieu nutritif, c'est-à-dire tout poison des globules rouges assez violent pour les détruire dans l'intérieur des vaisseaux eux-mêmes, sera capable de produire à lui seul l'hémoglobinurie. »

Laissant de côté cette seconde catégorie d'hémoglobinurie dont nous nous occuperons plus loin, nous n'aurons en vue pour l'instant que les hémoglobinuries de la première classe, les hémoglobinuries vraies.

Nous voyons tout d'abord que M. Albert Robin subdivise cette première classe en trois variétés.

A. — L'hémoglobinurie paroxystique provoquée par le froid ou la marche.

Dans cette première variété, « la modification nutritive antécédente est produite par la syphilis, l'impaludisme, l'uricémie, etc., ou par tout autre état pathologique influençant les échanges de façon à diminuer la résistance des globules rouges, soit directement, soit indirectement, en altérant les conditions du milieu conservateur dans lequel ils vivent. L'acte déterminant la poussée congestive rénale, qu'il soit direct ou réflexe, a pour caractère principal d'être passager ; il appartient donc aux mouvements d'ordre fluxionnel, et c'est précisément cette sorte d'instantanéité suivie d'une prompte détente qui cause et caractérise l'allure paroxystique de cette première variété d'hémoglobinurie ».

En un mot, c'est le caractère passager de l'acte rénal qui impose à cette hémoglobinurie ses allures paroxystiques.

B. — « Si la poussée fluxionnelle du côté du rein, l'œdème aigu, comme l'appelle J. Renaut, n'est pas suivie d'une immédiate réaction ; si, en d'autres termes, l'acte rénal prend la forme d'un réel et durable mouvement congestif, l'hémoglobinurie ne sera plus paroxystique au sens propre du mot. Elle pourra durer un certain temps, plusieurs jours, par exemple, et ne constituer, dans la plupart des cas, que le premier acte d'une congestion rénale aiguë primitive ; cette congestion rénale elle-même pourra parcourir rapidement ses divers stades ou dégénérer en une véritable néphrite d'origine congestive.

C. — La troisième variété peut être représentée par l'accès d'hémoglobinurie, non paroxystique, survenant au cours d'une néphrite d'ancienne date et provoquée par une poussée congestive du côté du rein. »

A ces trois variétés, M. Albert Robin propose de donner les dénominations suivantes :

A. — Hémoglobinurie paroxystique simple.

B. — Hémoglobinurie pré-néphrétique ou pré-brightique.

C. — Hémoglobinurie méta-néphrétique ou méta ou post-brightique.

Nous décrirons successivement ces diverses variétés d'hémoglobinurie en ayant soin de rapporter en même temps quelques observations typiques ayant trait à chacune des formes que nous aurons distinguées dans l'hémoglobinurie vraie.

Nous réserverons quelques lignes à l'hémoglobinurie des nouveau-nés et nous étudierons en dernier lieu l'hémoglobinurie toxique et l'hémoglobinurie dans l'espèce animale.

Symptomatologie.

I. — **Hémoglobinurie paroxystique.** — Comme l'indique son nom, la maladie procède par crises ou accès paroxystiques. Ces accès surviennent le plus souvent après des efforts musculaires et surtont après l'exposition au froid.

L'accès débute soudainement par un frisson plus ou moins marqué, parfois très intense, s'accompagnant souvent de bâillements répétés. Le malade éprouve en même temps un malaise général ; il se plaint de vertiges, de douleurs dans les reins, dans le bas-ventre, avec ou sans irradiations dans les cuisses ; très souvent, il lui semble que ses membres inférieurs sont devenus très faibles. Parfois aussi il y a de la céphalalgie et des vomissements ; quelquefois le visage devient pâle, mais le plus souvent, il se cyanose ; le nez, les oreilles, les mains et les pieds prennent une coloration bleuâtre et le malade éprouve une sensation de froid général.

Ces phénomènes plus ou moins accentués sont accompagnés d'une élévation de température qui atteint ou dépasse 38 et 39° ; rarement elle atteint 40°. Le pouls s'accélère un peu, mais s'élève proportionnellement moins que la température.

Pendant cet accès qui dure en moyenne six à huit heures, le malade rend des urines qui prennent des teintes graduellement plus foncées. Au début de la crise, les urines sont souvent rares et peuvent même faire défaut pendant les premières heures ; elles augmentent ensuite de quantité de telle sorte que cette dernière dépasse notablement la normale. Les premières urines rendues sont d'un rouge pâle ; mais aux mictions suivantes, elles prennent une teinte plus foncée, rouge brun, rappelant celle du Porto ou du vin de Malaga et que le malade compare le plus souvent à celle du sang. Ces urines sont claires ou troubles et laissent déposer, par le repos, un abondant sédiment couleur chocolat ; les éléments les plus importants de ce sédiment sont des cylindres hyalins, très souvent colorés en brun ; on y trouve encore des globules blancs avec des granulations pigmentaires, une matière granuleuse amorphe et quelquefois des cristaux dont quelques-uns semblent être de l'hématine ou de l'hématoïdine (Chéron).

Tout à fait au début de l'accès, l'urine retirée avec une sonde renferme quelques globules rouges (Hayem), mais plus tard, ils disparaissent complètement et le sédiment n'en contient pas, ou très peu.

Au spectroscope, on constate à la fois la présence de l'hémoglobine et de la méthémoglobine ; l'existence de cette dernière substance dans l'urine absolument fraîche, prouve que cette transformation a lieu avant l'arrivée dans la vessie.

Les urines sont toujours albumineuses, l'albumine disparaît en même temps que les dernières traces d'hémoglobine (Hayem). Il y a parfois une quantité élevée d'oxalates (Van Rossem, Greenhow), mais le fait n'est pas constant.

La réaction est généralement acide ; la densité est supérieure à la moyenne ; le chiffre de l'urée, ordinairement diminué, a été trouvé augmenté dans quelques cas (Albert Robin, M. Charteris). Enfin M. Henrot a noté l'augmentation de l'acide urique.

L'état du sang a donné lieu à de nombreuses recherches. Tantôt les globules ne paraissent pas altérés ; tantôt, au contraire, les altérations sont considérables (Murri et Boas). Murri a vu les globules, au moment des accès, prendre la forme d'anneaux qui se pliaient et se brisaient ; Boas les a vus prendre une forme triangulaire et pousser des prolongements à l'aide desquels ils s'agglutinaient. Bristowe et Copeman ont noté que les globules devenaient crénelés et difformes.

L'examen du sang fait pendant l'accès démontre un retard dans la formation du coagulum fibrineux et une faible tendance des globules à s'empiler (Hayem). En outre, au moment de la crise, il y a légère augmentation du nombre des globules blancs, diminution notable des globules rouges et, deux jours après, poussée d'hématoblastes et de globules nains.

Nous ne reviendrons pas sur l'aspect et la coloration que peut présenter le sérum ; nous avons longuement traité cette question en exposant la théorie de l'hémoglobinhémie.

Les symptômes que nous venons d'énumérer sont loin d'être constants ; les accès ne sont pas toujours aussi intenses ; ils peuvent être en quelque sorte avortés et ne se traduire que par quelques frissons avec courbature et albuminurie légère.

A côté de ces accès frustes, il en est d'autres au contraire qui sont très marqués ; on peut alors rencontrer, outre les symptômes que nous venons de décrire, un certain nombre d'autres phénomènes.

C'est ainsi que du côté de la peau, on peut observer de l'urticaire et du purpura. On a relevé assez souvent le gonflement simultané de la rate et du foie ou d'un de ces organes seulement ; cette tuméfaction passagère s'accompagne de douleurs spontanées et à la pression.

On a enfin signalé une teinte subictérique généralement assez peu marquée, mais qui persiste plusieurs jours après la disparition des autres symptômes.

La fin de l'accès est quelquefois marquée par des transpirations abondantes. La crise d'hémoglobinurie est en général suivie d'un sentiment de lassitude qui persiste parfois un temps assez long.

Après l'accès, les urines prennent des teintes graduellement décroissantes et, quelques heures après, elles sont tout à fait normales ; parfois cependant, mais plus rarement, le changement est brusque ; à l'urine couleur vin de Malaga succède dès la première miction une urine limpide et jaune clair.

La durée totale de l'accès peut varier entre une heure et six à huit heures. Les paroxysmes se reproduisent dans certains cas avec la régularité des accès paludéens, pendant plusieurs jours ou plusieurs semaines ; en général les crises apparaissent surtout pendant l'hiver pour s'espacer ou disparaître pendant l'été. Le pronostic n'offre pas en général de gravité ; la maladie guérit habituellement soit d'elle-même, soit à la suite d'un traitement approprié. Cependant, lorsque les accès sont très rapprochés, il est fréquent de voir les malades rester pâles et anémiés.

En résumé, ce qui distingue essentiellement l'hémoglobinurie paroxystique des autres formes de cette maladie, c'est la durée rapide de l'acte rénal, la durée très courte de la poussée congestive du côté du rein. Dans cette variété comme dans les autres, l'action combinée des conditions prédisposantes d'ordre général et de l'acte rénal doit être réalisée et la différence qui les sépare réside seulement dans la durée de l'acte rénal.

Pour rappeler l'expression même de M. Albert Robin, « l'acte déterminant la poussée congestive rénale, qu'il soit direct ou réflexe, a pour caractère principal d'être passager ; il appartient donc aux mouvements d'ordre fluxionnel et c'est précisément cette sorte d'instantanéité suivie d'une prompte détente qui cause et caractérise l'allure paroxystique de cette variété d'hémoglobinurie ».

Obs. I. — *Hémoglobinurie paroxystique provoquée par la marche* (Albert Robin. *Soc. méd. des hôp.*, 1888).

Un jeune homme de 16 ans, d'une santé parfaite, sans aucun antécédent de famille, remarqua en février 1885, après une promenade faite avec ses camarades, que son urine était rouge et trouble. Comme ce phénomène disparut en quelques heures, il n'y fit d'abord pas attention, mais bientôt il s'aperçut qu'à chaque promenade un peu longue, la coloration rouge des urines reparaissait pour cesser après un temps variant de six à vingt-quatre heures. Aux vacances de Pâques, ce jeune homme vint à Dijon, dans sa famille, et, dès le lendemain de son arrivée, après une course d'une demi-heure, il remplit la moitié d'un vase d'une urine épaisse et rougeâtre. Dans la soirée, les urines présentaient encore la même coloration ; pendant la nuit, la teinte s'atténua. Enfin, à l'émission de midi, l'apparence redevint normale. L'accès avait duré en tout quinze à seize heures. Les parents, effrayés, firent aussitôt appeler leur médecin habituel, M. le Dr Collette, auquel l'examen le plus approfondi ne révéla rien d'anormal, soit dans l'état général, soit dans l'état local. Le facies excellent, l'appétit très régulier, le sommeil normal, bref aucun trouble, sauf peut-être une légère pesanteur lombaire. L'urine ne renfermait pas d'albumine. L'examen de tous les organes fournit un résultat négatif.

M. le Dr Collette pensa d'abord à une hématurie d'origine calculeuse ; mais la parfaite santé antérieure, le peu d'intensité de la douleur lombaire et sa rapide disparition, lui firent bientôt abandonner cette hypothèse, et l'idée lui vint d'une hémoglobinurie paroxystique.

Il me fit l'honneur de me demander mon avis. A deux reprises différentes, nous fîmes faire à notre jeune malade une course de trois kilomètres. Chaque fois l'accès d'hémoglobinurie se reproduisit.

Pendant le dernier, l'urine fut recueillie et son analyse me fournit les caractères suivants :

I. — Urine recueillie après une marche de trois kilomètres. Émission de 9 à 11 heures du matin.

Cette urine est rouge foncé, trouble ; elle laisse déposer, par le repos, un sédiment rouge brunâtre, peu abondant. Son aspect est franchement hémoglobinurique. Réaction faiblement acide.

Le dépôt est constitué par des globules blancs chargés de granulations pigmentaires, des amas isolés de pigment noir, des gouttelettes de graisse, des masses bleues d'uroglaucine et des débris de couleur brunâtre.

Quantité	65 c.c.		
Densité	1.030,5		
Matériaux solides	4.638	par litre	71.35
Urée	1.709	—	26.30
Chlorures	0.747	—	11.50
Acide phosphorique	0.084	—	1.30
$Ph^2 O^5$ à Az de l'urée 10,5 0/0			

Cette urine précipite par la chaleur et par l'acide nitrique, mais l'albumine est très peu abondante. L'évaluation approximative avec le tube d'Esbach fournit 0 gr. 50 par litre. L'acide urique paraît considérablement augmenté. Une évaluation approximative a donné 0 gr. 900 par litre.

L'urohématine est augmentée. L'indican est très appréciable.

L'examen spectroscopique ne laisse aucun doute sur l'existence de l'hémoglobine.

II. — Urine recueillie de 11 heures du matin à 5 heures du soir.

La coloration a très sensiblement diminué. Le dépôt est fort réduit, mais il a la même teinte brunâtre. Réaction très acide. Il est formé de très rares globules blancs fortement pigmentés, de masses d'hématoïdine, d'amas d'uroglaucine, de pigment noir et de quelques rares cristaux d'acide urique.

Quantité	190 c.c.		
Densité	1.024,5		
Matériaux solides	10.88	par litre	57.28
Urée	4.664	—	24.55
Chlorures	1.170	—	6.20
Acide phosphorique	0.285	—	1.50
$Ph^2 O^5$: Az	13.1 0/0		

L'albuminurie a sensiblement augmenté ; le tube d'Esbach donne 1 gramme par litre. L'acide urique a notablement diminué. L'indican est très diminué ; mais l'uro-hématine a plus que doublé.

L'hémoglobine n'existe plus qu'à l'état de traces.

III. — Urine recueillie de 5 heures du soir à 9 heures du matin.

La coloration est absolument normale ; il n'existe plus de sédiment.

Réaction franchement acide. Au microscope, on trouve dans l'hypostase nubéculeux déposé au fond du verre, des spermatozoïdes, de rares globules blancs encore pigmentés, et quelques grosses cellules vésiculeuses ayant une certaine analogie avec celles des tubes de Bellini.

Quantité	750 c c.
Densité	1.026,5

Matériaux solides....................	46.50	par litre	62.01
Urée..............................	17.89	—	23.86
Chlorures..........................	2.35	—	4.7
Acide phosphorique..................	2.437	—	3.25
$Ph^2 O^5$: Az........................	29 0/0		

L'albumine n'est plus décelable par la chaleur ; l'acide nitrique donne encore un nuage léger. L'acide urique n'a pas varié ; sa quantité est toujours assez considérable.

L'indican a disparu ; l'urohématine est très augmentée. Il n'y a plus trace d'hémoglobine.

Le diagnostic d'hémoglobinurie paroxystique était confirmé, et la marche devait être considérée comme la cause certaine de l'accès. Nous conseillâmes le repos, les toniques et l'acide arsénieux, à la dose de 4 milligr. par jour. Puis, comme cette grande quantité d'acide urique nous sembla devoir être prise en considération, nous fûmes d'avis de soumettre le malade au régime lacté mixte et à la diète des uricémiques.

Ce régime et ce traitement produisirent les meilleurs effets. Le jeune malade rentra dans sa pension et vit diminuer ses accès, en ce sens qu'il pouvait faire une petite promenade avec ses camarades sans avoir d'hémoglobinurie.

Les choses se passèrent ainsi jusqu'en septembre 1885, époque à laquelle il alla faire un voyage en Suisse. Après quelques jours de santé parfaite, il fit une étape de cinq kilomètres dans un terrain accidenté : immédiatement, l'urine redevint rouge foncé. Mais l'accès disparut à ce point rapidement que dans la soirée même tout était terminé.

Quatre jours plus tard, à la suite d'une promenade en terrain plat, nouvel accès, qui, cette fois, s'accompagna d'une vive douleur de reins, laquelle cessa subitement et fut suivie de l'expulsion par l'urèthre d'une masse de la grosseur d'un très petit pois, très molle, et qui était constituée par un lacis fibrineux enserrant des cristaux d'oxalate de chaux et d'acide urique.

Cet accident détermina la famille à m'appeler de nouveau le 23 septembre 1885.

Le malade me parut en parfait état ; il avait engraissé, ne se plaignait d'aucun trouble, et la seule chose que je pus constater, ce fut un léger degré d'anémie. Afin de me rendre compte par moi-même des changements qui auraient pu survenir dans ses accès d'hémoglobinurie, je lui fis faire une marche de quatre kilomètres sur un terrain plat, après m'être assuré que l'urine émise au moment où il allait se mettre en route était absolument normale sous tous les rapports.

Quand il rentra à la maison, je le fis uriner devant moi ; le liquide rendu était rouge vif. Les urines des émissions successives furent également recueillies. Leur coloration alla en s'atténuant graduellement jusqu'au soir, où tout était rentré dans l'ordre.

L'analyse sommaire que je pus pratiquer sur place, me donna les résultats suivants :

I. — Première urine, émise au retour de la promenade de quatre kilomètres :

les caractères physiques sont les mêmes que ceux de l'urine émise lors de mon premier examen. Elle est rouge foncé, laisse déposer un sédiment brun abondant. Sa réaction est très acide. Dans le dépôt, quelques globules blancs, mais surtout une grande quantité de débris de couleur brunâtre. L'examen le plus minutieux ne décèle aucun globule rouge. Au spectroscope, raies caractéristiques de l'hémoglobine.

Quantité	181	c.c.		
Densité	1.018	—		
Matériaux solides	7.605	—	par litre	42.12
Urée	3.105	—	—	17.06
Albumine	1.175	—	—	6.40

II. — Seconde émission, deux heures après la première :

Mêmes caractères physiques, microscopiques et spectroscopiques. Le dépôt, cependant, est très notablement diminué. Sa réaction est moins acide.

Quantité	75	c.c.		
Densité	1.026	—		
Matériaux solides	4.563	—	par litre	60.840
Urée	1.813	—	—	24.71
Albumine	0.510	—	—	6.80

III. — Troisième émission, deux heures plus tard :

L'urine pâlit, elle est rouge clair. Le dépôt a disparu. Les raies de l'hémoglobine sont encore bien accusées. Réaction acide.

Quantité	85	c.c.		
Densité	1.022	—		
Matériaux solides	4.375	—	par litre	51.48
Urée	2.050	—	—	24.12
Albumine	0.010	—	—	0.12

IV. — Quatrième émission, six heures plus tard :

L'urine est absolument normale, citrine, transparente, sans sédiment. Réaction acide.

Quantité	354	c.c.		
Densité	1.016	—		
Matériaux solides	14.57	—	par litre	41.18
Urée	7.288	—	—	20.59
Albumine	0			

Immédiatement après la marche, quand j'eus recueilli la première urine chargée d'hémoglobine, je fis une petite prise de sang de 50 gr. environ, que je laissai coaguler. Le sérum présentait sa coloration jaune pâle normale.

En présence de ce retour offensif de la maladie, nous conseillâmes le repos absolu et la stricte observation du régime et du traitement auxquels le malade avait été précédemment soumis. Puis on lui permit progressivement des promenades, d'abord très courtes, dont on augmenta lentement la durée.

Vers le mois de novembre, le malade peut faire une course de cinq kilomètres sans accident, et nous le considérons comme guéri.

Toutefois, avant de lui permettre de reprendre ses études et sa vie habituelle, nous jugeâmes à propos de procéder à une nouvelle expérience et à une dernière analyse de l'urine. Celle-ci fut recueillie à chaque émission et divisée en trois parties.

La première comprit les émissions de 1 heure à 9 heures du soir, le malade étant au repos dans sa chambre, mais non couché, c'est-à-dire effectuant toujours quelque mouvement.

La seconde correspondit à un repos absolu, au lit, de 9 heures du soir à 9 heures du matin. A 9 heures, nous fîmes faire à notre malade une promenade de quatre kilomètres ; nous lui permîmes, au retour, de marcher à son aise dans la maison. L'urine recueillie de 9 heures du matin à 1 heure du soir constitue la troisième portion.

Voici maintenant quels furent les résultats des examens successifs de ces trois portions :

1re. portion. De 1 heure de l'après-midi à 9 heures du soir. Période de repos relatif. Caractères physiques normaux. Pas de sédiments. Réaction acide. Quantité 330 c. c. Densité 1024. Pas trace d'albumine. Urohématine un peu augmentée. Après quelques heures de repos, on trouve au fond du verre un léger nubécule dans lequel l'examen microscopique révèle de très rares globules blancs, quelques cristaux d'acide urique, de rares amas de pigment noir et d'uroglaucine.

2e portion. De 9 heures du soir à 9 heures du matin. Période de repos absolu. Mêmes caractères physiques. Aucun sédiment. Réaction très acide. Quantité 510 c. c. Densité 1022. Pas trace d'albumine. L'acide urique paraît sensiblement augmenté. L'énéorème qui se forme dans cette urine, après quelques heures de repos, contient une assez grande quantité de cristaux d'acide urique.

3e portion. De 9 heures du matin à 2 heures de l'après-midi. Période de marche.

Couleur normale. Transparence moindre, aspect un peu louche. Léger sédiment par le repos. Quantité 152 c.c. Densité 1019. Traces à peine perceptibles d'albumine. Réaction très acide. Acide urique plus abondant.

Au microscope, globules blancs peu nombreux, pigment noir, quelques cellules rondes semblables à celles des tubes de Bellini ; cristaux d'acide urique

L'analyse chimique des trois portions réunies fournit les chiffres ci-dessous :

Quantité	992 c.c.
Densité	1.022
Matériaux solides	51.06
Urée	23.58

Chlorures	9.42
Acide phosphorique	1.736
Ph^2O^5 : Az	15.8

Ces examens me prouvèrent que pendant la période de repos absolu, l'urine était normale dans la plupart de ses caractères ; que le repos relatif n'exerçait qu'une influence inappréciable sur la sécrétion urinaire ; enfin, que la marche prolongée laissait apparaître quelques globules blancs, de grosses cellules de Bellini et des traces d'albumine.

Par conséquent, la marche produisait encore une légère congestion rénale; il y avait lieu d'en surveiller attentivement la durée et de ne rendre le malade absolument libre de ses mouvements que le jour où toute trace d'albumine provoquée par la marche aurait disparu.

On suivit scrupuleusement ces prescriptions et, quelques mois après, tout avait définitivement disparu. Notre jeune homme était rentré dans sa vie normale, pouvait partager les jeux de ses camarades, courir et faire de longues excursions sans que l'urine contînt d'hémoglobine ou même d'albumine. La guérison était parfaite ; je puis dire qu'elle ne s'est pas démentie depuis lors.

II. — **Hémoglobinurie pré-brightique.** — Il peut arriver au début de certaines affections aiguës que les urines contiennent passagèrement de l'hémoglobine, mais le microscope montre dans le sédiment l'absence totale de globules rouges. Les urines offrent alors la coloration noirâtre du vin de Porto ou une teinte rouge plus ou moins foncée; elles peuvent, en un mot, présenter toutes les teintes que nous avons décrites à propos de l'hémoglobinurie paroxystique. W. Legg aurait décrit un fait de ce genre; Mohamed aurait aussi rencontré des crises d'hémoglobinurie légère dans la période initiale latente du mal de Bright, dans le stade que l'auteur a appelé préalbuminurique. Mais c'est à M. Albert Robin qu'on doit d'avoir le premier bien étudié cette variété d'hémoglobinurie. Cet auteur l'a observée plusieurs fois, entre autres chez un homme atteint de rhumatisme articulaire aigu et dont l'urine au bout de quelques jours présenta les réactions manifestes de l'hémoglobinurie. Elle ne renfermait pas d'ailleurs de globules rouges et contenait une quantité d'albumine supérieure à celle qui pouvait être rapportée à la présence de l'hémoglobine. Quelques jours plus tard, on put constater dans cette urine des cylindres rénaux, des globules rouges et noter des symptômes évidents de congestion rénale. Une autre fois, il s'agissait d'une femme qui entra à l'hôpital avec des symtômes faisant songer à une dothiénentérie au début. Les urines étaient rouge foncé et ne présentaient pas de globules. On crut d'abord qu'il s'agissait d'une variété d'hémoglobinurie paroxystique, mais bientôt se montrèrent des accidents rhumatismaux articulaires, et dans l'urine apparurent des globules rouges et des cylindres, témoignant de l'existence d'une congestion rénale aiguë.

Cette seconde forme d'hémoglobinurie diffère de la première par trois points essentiels (Albert Robin).

1° Elle ne se présente pas avec une apparence paroxystique ; elle peut durer un certain temps, plusieurs jours par exemple, bien différente en cela de la forme précédente dont l'accès dure tout au plus quelques heures.

2° Elle apparaît comme épiphénomène dans le cours ou au début d'autres affections.

3° Elle est suivie d'une congestion rénale aiguë ou, si l'on aime mieux, d'une néphrite congestive dont elle paraît constituer comme le premier acte.

En résumé, ce qui caractérise cette variété d'hémoglobinurie, c'est l'allure non paroxystique de ses accès provenant de ce fait que la poussée fluxionnelle du côté du rein n'est pas suivie d'une immédiate réaction et prend la forme d'un réel et durable mouvement congestif.

Obs. II. — *Hémoglobinurie pré-brightique* (due à l'obligeance de M. Albert Robin).

La nommée M. L..., âgée de 17 ans, infirmière, entre dans le service de M. Albert Robin le 28 mars 1886.

Antécédents héréditaires. — Nuls ou insignifiants. Une sœur morte de méningite à 4 ans.

Antécédents personnels. — Fièvre typhoïde à 13 ans. Angines fréquentes ; hypertrophie des amygdales.

Début de la maladie. — La malade a eu, le 2 mars dernier, une angine aiguë, sans fièvre bien manifeste ; elle avait en même temps de la céphalalgie. Elle resta deux jours au lit ; elle n'eut pas d'éruption sur la peau et reprit son travail au bout de deux jours. Il est donc difficile d'affirmer catégoriquement l'existence d'une scarlatine à cette époque, quoique le fait soit fort probable.

La malade se plaint actuellement de douleurs dans les reins et de maux de tête assez violents.

29 mars. On constate l'existence d'un léger œdème malléolaire ; la malade accuse en même temps un fort mal de tête et elle est prise de vomissements bilieux. La face est légèrement bouffie et la malade se plaint de douleurs dans la région des lombes et dans la hanche droite.

Les urines sont rouges et renferment un sédiment assez épais ; l'examen microscopique décèle la présence de cristaux d'urate d'ammoniaque ; de sphérules très nombreuses d'urate de soude, des cristaux de phosphate tribasique de chaux, des cristaux très nets de phosphate ammoniaco-magnésien. Il n'y a pas de globules rouges ; les globules blancs sont en très petit nombre ; on trouve des cellules paraissant détachées des tubes de Bellini, teintées de jaune et très irrégulières, et quelques fragments de tubes épithéliaux.

En résumé, il s'agit ici d'un cas d'hémoglobinurie des plus manifestes.

La quantité d'albumine s'élève à 2,64.

Le 30. L'urine a conservé sa coloration rouge ; elle contient de gros cristaux d'acide urique fortement teintés de jaune et formant la majeure partie du dépôt ; des globules blancs assez nombreux ; quelques cylindres épithéliaux en plus grand nombre qu'hier ; les cellules en raquette sont moins nombreuses ; il n'y a pas de globules rouges ou du moins ceux-ci sont extrêmement rares.

En somme, ce qui caractérise cette urine, c'est l'augmentation des cylindres et la presque absence de globules rouges.

L'albumine est à 2,73.

Le 31. On aperçoit au microscope quelques globules rouges ; ils ne sont pas tout à fait en nombre suffisant pour expliquer la coloration de l'urine, mais le champ du microscope en contient trois ou quatre, proportion plus considérable que les jours précédents. Globules blancs assez nombreux. Les cylindres sont beaucoup moins nombreux qu'hier ; on a une certaine peine à en trouver, on en rencontre un dans lequel on voit plusieurs globules rouges.

Les quelques cylindres qu'on rencontre sont pour la plupart épithéliaux. Quelques cellules en raquette. Cristaux nombreux de phosphate ammoniaco-magnésien.

L'albumine est à 2,72.

1er avril. L'urine s'est sensiblement éclaircie. Au microscope on trouve que les globules rouges dominent avec des déformations diverses ; les globules blancs sont moins nombreux que les jours précédents. Un peu de pigment noir. On ne rencontre que très peu d'éléments cellulaires et un ou deux tubes à peine par préparation.

C'est donc au moment où l'urine s'éclaircit que les globules rouges apparaissent. L'albumine s'est élevée à 4,90.

Les jours suivants, jusqu'au 10 avril, les globules rouges apparaissent en abondance.

Nous donnons ici un tableau des résultats fournis par l'examen des urines, pendant la durée de l'accès d'hémoglobinurie.

	1er JOUR	2e JOUR	3e JOUR	4e JOUR
Quantité...............	850	1.060	1.810	2.530
Densité................	1.010,5	1.018,5	1.016	1.013
Matériaux solides.......	28,39	48,44	38,59	68,56
Azote total............	7,77	12,55	10,01	13,97

	1er JOUR	2e JOUR	3e JOUR	4e JOUR
Azote de l'urée.........	6,24	8,98	8,09	11,07
Urée..................	13,44	19,32	17,42	23,20
Chlorure de sodium.....	4,43	6,95	7,83	18,46
Albumine.............	2,64	2,73	2,72	4,90
Coefficient d'oxydation..	80,3 0/0	71,5 0/0	80,8 0/0	79,2 0/0

III. — **Hémoglobinurie métabrightique et postbrightique.** — Nous dirons tout de suite qu'on pourrait à la rigueur établir une distinction entre l'hémoglobinurie métabrightique et l'hémoglobinurie postbrightique, la première survenant peu de temps après l'attaque de néphrite aiguë, la seconde survenant au cours d'une néphrite plus ancienne. Mais, pour simplifier la question, nous réunirons ces deux variétés en une seule que nous étudierons sous le nom d'hémoglobinurie métabrightique et postbrightique et nous rangerons sous ces dénominations les hémoglobinuries survenant au cours de néphrites anciennes ou récentes.

Dans cette troisième variété, comme dans la précédente l'accès n'est plus paroxystique, mais au lieu de constituer le premier acte de l'affection rénale, il lui est postérieur. Tantôt l'accès suit immédiatement l'attaque de néphrite aiguë ; tantôt au contraire, il survient au cours d'une néphrite d'ancienne date, remontant quelquefois à plusieurs années ; dans tous les cas, il survient le plus souvent à l'occasion d'un refroidissement ou d'une maladie intercurrente ; il peut durer plusieurs jours sans interruption et ne s'accompagne pas de symptômes bruyants ; c'est à peine si le malade ressent quelques douleurs dans la région des lombes ; il n'y a pas d'élévation de température. Le seul signe constant est la coloration de l'urine qui revêt une teinte rouge foncé, puis vin de Porto. Le microscope ne décèle pas de globules rouges, parfois cependant on trouve quelques hématies, mais en nombre insignifiant, incapable d'expliquer la coloration du sang. Le spectroscope trahit la présence des raies caractéristiques de l'hémoglobine. L'accès s'accompagne d'une augmentation notable de l'albumine qui diminue ou disparaît en même temps que l'hémoglobine ; la quantité d'urine s'élève en général.

OBS. III (personnelle). — *Hémoglobinurie métabrightique.*

Le nommé A. B..., âgé de 35 ans, garçon de magasin, entre dans le service de M. Albert Robin, à la Pitié, salle Serres, n° 35, le 15 janvier 1895.

Antécédents héréditaires. — Sa mère est morte à 61 ans, d'une tumeur. Son père, âgé de 72 ans, est bien portant. Un frère et deux sœurs bien portants. Une sœur est morte de tuberculose à 35 ans.

Antécédents personnels. — Pas de maladies d'enfance, pas de scarlatine.

Blennorrhagie en 1882. En avril 1888, oreillons suivis trois jours après d'une orchite ourlienne ; depuis, le testicule atteint a subi un commencement d'atrophie. En 1890, phlegmon anal guéri au bout d'un mois.

En 1894, pneumonie à la base droite ; le malade fut soigné dans le service de M. Albert Robin. Il avoue avoir fait de fréquents excès de boissons.

Le début de l'affection qui l'amène à l'hôpital, remonte au 8 janvier dernier. Après avoir traîné une petite voiture toute l'après-midi, le malade se trouva, étant en sueur, exposé à un violent courant d'air. En rentrant chez lui, il fut pris de fièvre et de frissons, de douleurs lombaires et dut se mettre au lit ; le lendemain il s'aperçut que ses jambes étaient enflées ; la quantité des urines rendues était insignifiante et le malade se sentait très oppressé. Pas de vomissements ni de céphalée. Les jours suivants, l'œdème ne diminuant pas et gagnant davantage, le malade se décida à venir à l'hôpital, où il entre le 15 janvier.

État actuel. — Le malade est pâle et bouffi ; l'œdème recouvre les pieds et remonte à mi-jambes ; les bourses et la verge sont œdématiées ; la face est bouffie ; les paupières œdématiées. L'œdème des jambes est mou, blanc, et garde l'empreinte des doigts.

Cœur. Rien à la percussion, ni à l'auscultation.

Poumons. Rien à l'auscultation.

Foie. Légèrement augmenté de volume, il dépasse d'un travers de doigt le rebord des fausses côtes.

La pression au niveau des reins est légèrement douloureuse.

Urines. Elles sont louches, couleur bouillon ; elles contiennent une quantité d'albumine qu'on peut évaluer à plus de deux grammes ; on y trouve en outre des cylindres hyalins.

La langue est rouge, l'appétit est conservé, les digestions faciles, les selles sont régulières. Il n'y a pas de température.

Traitement. — Ventouses scarifiées au niveau du triangle de J.-L. Petit.

Régime lacté absolu.

Le 17. Urines, 3 litres ; louches, couleur de bouillon. Albumine, 1 gramme.

Le 18. Urines, 4,600 ; l'albumine a sensiblement diminué, 0 gr. 30.

Le 10. Urines, 5,200 ; l'œdème des bourses a diminué ; celui des pieds et des jambes reste stationnaire ; la face est moins bouffie. L'état général est bon ; la langue est rouge et humide, l'appétit excellent.

Le 21. Urines, 4,200 ; albumine, 0,20. L'œdème de la face et du scrotum a complètement disparu.

Le 23. Urines, 4,050 ; pour la première fois, sont claires et limpides ; la quantité d'albumine reste stationnaire, 0,20 ; l'œdème des chevilles commence à diminuer.

Le 27. On donne au malade toutes les heures une cuillerée à bouche de la solution suivante :

Perchlorure de fer...........................	XX gouttes
Eau..	150 gr.

L'albumine a sensiblement diminué ; il n'y en a plus que des traces.

Le 31. On ajoute deux œufs à l'alimentation.

4 février. Les urines sont troubles et couleur bouillon. L'albumine a augmenté, elle est à 0 gr. 75 ; le malade s'est un peu refroidi la veille ; il tousse un peu A l'auscultation, on trouve des râles muqueux dans la poitrine.

Le 8. Le malade ne tousse plus ; l'état général est excellent, l'albumine reste à 0 gr. 75.

Le 13. Le malade se plaignant d'avoir la diarrhée depuis quelque temps, on lui donne par jour trois des pilules suivantes :

Acide gallique....................	0 gr. 10	
Aloès socotrin	0 — 03	pour une pilule.
Ext. quinquina....................	0 — 10	

Le 18. La diarrhée a cessé ; trace d'albumine dans les urines ; beaucoup d'indican.

Le 19. On ajoute du pain aux œufs. L'appétit est excellent.

Le 26. On supprime l'acide gallique et l'on donne par jour deux cuillerées à bouche de la solution :

Arséniate de soude........................	0, 05 centigr.
KI..	6 gr.
Eau..	300 —

Le 27. Urines, 2,500, claires et limpides. Albumine, 0 gr. 30.

Dans l'après-midi de ce jour, le malade s'étant levé et étant sorti sur le carré, reste exposé pendant quelques instants à un violent courant d'air ; il prend froid, regagne son lit, se met à frissonner, et la nuit venue, ressent des douleurs assez vives dans la région des lombes.

Le 28. Urines, 2,250. Elles sont légèrement sanguinolentes ; l'albumine a sensiblement augmenté ; elle dépasse 0 gr. 60. On supprime l'arséniate de soude, on supprime toute nourriture et l'on donne le régime lacté absolu avec XXX gouttes de perchlorure de fer. On prescrit, en outre, le repos le plus complet et l'application de deux ventouses scarifiées de chaque côté au niveau de triangle de J.-L. Petit. Après l'application des ventouses, le malade se sent notablement soulagé ; les douleurs disparaissent en grande partie et il peut passer une nuit tranquille.

1er mars. Urines, 2,000 ; elles sont rouge foncé et contiennent un gros dépôt brunâtre. L'albumine a un peu diminué : 0 gr. 40. Les douleurs lombaires ont presque cessé. Au microscope, on trouve des globules rouges, mais leur quantité est trop faible pour expliquer la coloration rouge de l'urine, ce qui fait penser à un accès d'hémoglobinurie. Au spectroscope, on constate l'existence des bandes caractéristiques.

2 mars. Urines, 1,800 ; aspect franchement hémoglobinurique, dépôt brun. L'albumine a presque entièrement disparu ; il y a des traces d'indican. On s'assure encore une fois de la présence de l'hémoglobine ; mais les bandes sont plus faiblement marquées aujourd'hui.

Le 3. Urines, 2,000. L'hémoglobine a disparu. Pas de dépôt. Traces d'albumine.

Le 4. Urines, 2,000. Pas d'hémoglobine ; traces d'albumine.

Les jours suivants, l'albumine augmente légèrement. Les urines contiennent un léger dépôt brun foncé.

Le 11. Urines, 2,000. Traces très faibles d'albumine ; elles contiennent un dépôt abondant de 2 centim. d'épaisseur que M. Albert Robin examine lui-même et trouve composé de cristaux de phosphate ammoniaco-magnésien, d'aiguilles isolées ou agglomérées en étoiles de phosphate tribasique de chaux, d'urate d'ammoniaque. Traité par l'acide chlorhydrique puis par l'éther, le dépôt donne une belle coloration verte ; c'est la couleur verte de réduction de l'indican. C'est une urine extrêmement chargée d'indican, lequel s'est dédoublé sous l'influence de la fermentation ammoniacale et a coloré le dépôt en bleu. L'urine est en effet fortement ammoniacale ; elle bleuit le papier rouge de tournesol. En ajoutant du chloroforme à l'urine dans un tube, le chloroforme reste cristallin et incolore au lieu de bleuir, ce qui tient à ce que tout l'indican s'est précipité dans le sédiment.

Nous terminerons ici l'observation déjà longue de notre malade qui partit, le 25 avril, dans un état fort satisfaisant. Nous dirons seulement qu'il présenta à plusieurs reprises dans ses urines des dépôts analogues à celui que nous venons de décrire. A l'époque de son départ, les urines ne contenaient plus qu'une quantité insignifiante d'albumine ; quant à l'hémoglobinurie, elle avait complètement disparu ; du moins, il ne se produisit aucun nouvel accès.

OBS. IV (personnelle). — *Hémoglobinurie métabrightique.*

Le nommé A. M..., âgé de 40 ans, employé de commerce, entre dans le service de M. Albert Robin, à la Pitié, salle Serres, n° 6, le 4 avril 1895.

Antécédents héréditaires. — Son père est mort à 78 ans, accidentellement ; sa mère, âgée de 68 ans, est bien portante ; trois frères et une sœur bien portants.

Antécédents personnels. — Bonne santé étant jeune ; de 20 ans à 26 ans, trois blennorrhagies. Il avoue avoir fait, étant resté en Champagne plusieurs années, de nombreux excès de boissons ; il buvait jusqu'à sept ou huit verres d'absinthe par jour. A la suite de ces excès alcooliques, a été pris d'attaques épileptiformes pour la première fois en 1874. Depuis cette époque, ces accès sont devenus de plus en plus nombreux ; le dernier a eu lieu il y a trois semaines.

Le début de l'affection qui amène le malade à l'hôpital remonte à deux mois environ. A ce moment, le malade eut un érysipèle qui dura trois semaines; quelque temps après il eut le visage bouffi et les jambes enflèrent; à l'Hôtel-Dieu, où il alla consulter, on lui dit qu'il avait de l'albumine dans les urines. Le malade rentra chez lui où il fut insuffisamment soigné, et il semble bien qu'il ait eu à cette époque une néphrite aiguë provoquée par l'apparition de l'érysipèle.

Depuis ce moment, il continua de travailler tant bien que mal, mais il dut bientôt cesser à cause de la faiblesse, et venir à l'hôpital où il entre le 4 avril.

État actuel. — Le malade est pâle et paraît exténué; il répond avec difficulté aux questions qu'on lui adresse. Il se plaint surtout d'essoufflement et de palpitations; depuis quelque temps il est obligé de se lever la nuit à plusieurs reprises pour uriner; il urine très souvent dans la journée, mais peu à la fois. Pas de troubles auditifs bien marqués; parfois, quelques bourdonnements d'oreilles; se plaint de démangeaisons violentes sur tout le corps et qui le privent parfois de sommeil; est devenu très frileux depuis quelque temps et se plaint constamment du froid; a souvent des crampes douloureuses dans les membres inférieurs. La vue a beaucoup baissé et le malade se plaint souvent de céphalée.

Jamais d'hémoptysies; pas d'amaigrissement.

Signes physiques.

Poumons. Au sommet gauche, en avant, matité; on entend quelques râles humides peu étendus, mais il faut faire tousser le malade pour les percevoir. A droite, respiration obscure, expiration prolongée. En somme, signes peu marqués de tuberculose.

Cœur. Ne paraît pas augmenté de volume; à l'auscultation, bruit de galop mais peu net.

Appareil digestif : l'appétit est bon, pas de vomissements ni de diarrhée.

Le foie est normal; la rate ne paraît pas grosse.

Œdème peu marqué des membres inférieurs.

Urines : grande quantité d'albumine qu'on peut évaluer à plus d'un gramme.

Diagnostic. — Mal de Bright chez un individu bacillaire ayant subi récemment une attaque de néphrite aiguë.

On met le malade au régime lacté absolu.

5 avril. Urines, 4,500 gr. Au tube d'Esbach, albumine 1 gr. 50.

Le 6. Urines, 5,000 gr. Albumine, 1 gr.

Le 7. Urines, 6,000 gr. L'albumine a sensiblement diminué, 0 gr. 70.

Le 8. Urines, 3,500 gr. Elles sont troubles et d'apparence sanguinolente.

L'albumine a considérablement augmenté; elle atteint presque 2 gr. On examine l'urine au microscope, mais on ne trouve pas de globules rouges. Interrogé, le malade nous apprend qu'hier, en allant aux cabinets, il a pris froid et s'est senti frissonner. Pas de température.

Le 9. Urines, 6,000. Il y a une polyurie notable. L'examen microscopique démontre, comme la veille, l'absence totale de globules rouges. Au spectroscope, on constate les raies caractéristiques de l'hémoglobine; l'albumine se maintient à 1 gr. 50, C'est donc bien un accès d'hémoglobinurie.

Le 10. Urines, 5,000. La coloration rouge de l'urine persiste aussi intense ; l'albumine reste à 1 gr. 50.

Le 11. Urines, 4,000. L'aspect et les caractères microscopiques de l'urine ne sont pas modifiés ; l'albumine a un peu diminué ; elle est à 1 gr.

Le 12. Urines, 4,000. La couleur rouge de l'urine diminue sensiblement ; elle est moins foncée et plus transparente ; l'albumine est tombée à 0 gr. 80.

Le 13. Le malade a été pris d'accès épileptiformes pendant la nuit ; on n'a pu recueillir que 600 centim. cubes d'urine ; elle est claire et normale. L'hémoglobine a entièrement disparu ; l'albumine est à 0 gr. 20. Au matin, le malade est plongé dans un état de stupeur ; il ne répond pas aux questions ; le pouls est à 80. Pas de vomissements, pas de température.

Le 14. Même état de stupeur. Pas de vomissements, pas de constipation, pas de contractures. La température atteint à peine 38°. L'urine recueillie atteint seulement 250 centim. cubes, elle est normale ; l'albumine est toujours en décroissance, 0 gr. 10.

Le 15. Le malade meurt à 3 heures après midi, dans le coma, après avoir présenté toute la nuit une série d'attaques subintrantes. Les urines recueillies sont normales ; trace d'albumine. La température aussitôt après le décès monte à 40°.

Autopsie. — Poumons : Tuberculose ancienne ; au sommet gauche, petite cavité de la grosseur d'une lentille et tout autour quelques tubercules peu abondants. Au sommet droit, induration, lésions analogues ; un peu moins marquées.

Foie. N'est pas gros : aspect tacheté du foie infectieux ; la surface de section est tachetée. Dans la vésicule biliaire peu de bile, légèrement colorée en jaune.

La rate est augmentée de volume.

Cœur. Petit, mal nourri et légèrement chargé de graisse.

Reins. Sont augmentés de volume, et fortement congestionnés ; la décortication est pénible.

Cerveau. Ramollissement généralisé ; opalinité des méninges surtout au niveau des lobes frontaux des deux côtés ; congestion généralisée, œdème cérébral. Sur l'hémisphère droit, on trouve au niveau de la frontale ascendante et du pied des frontales transverses, un semis de granulations blanchâtres disséminées qui correspondent sans doute à des tubercules.

Rien dans le cervelet.

Les résultats de cette autopsie sont bien faits pour nous surprendre ; à aucun moment, en effet, le malade n'avait présenté de phénomènes d'excitation, tels que des vomissements, de la céphalée, des contractures. Les accès épileptiformes ont été chez lui les seules manifestations méningitiques.

En résumé, nous voyons qu'il s'agit là d'un tuberculeux, atteint de mal de Bright et mort de méningite tuberculeuse. La nutrition chez lui avait toutes les raisons possibles pour être profondément altérée, et c'est à l'occasion d'une poussée congestive vers les reins qu'il a été pris d'un accès d'hémoglobinurie, lequel a duré près de cinq jours.

L'*examen histologique*, fait par M. le Dr LEREDDE, démontra l'existence d'une néphrite épithéliale indiscutable, sans lésions bien nettes du tissu conjonctif. Cette néphrite s'était accompagnée à sa terminaison d'une congestion considérable et d'hémorrhagie sans œdème.

OBS. V. — *Hémoglobinurie postbrightique*. (ALBERT ROBIN. *Société médicale des hôpitaux*, 1888.)

Mme G... est âgée de 73 ans. Son père est mort à 52 ans d'une affection chronique de l'estomac; sa mère a été emportée à 20 ans par une pneumonie. Elle a été mariée pendant quarante-huit ans et a eu six enfants qui ont succombé en bas âge. Elle n'a jamais été sérieusement malade, et l'on ne trouve dans son histoire aucune trace de syphilis. Il y a cinq ans, elle eut une sciatique assez douloureuse qui dura trois semaines.

Depuis deux ans, les digestions sont assez difficiles: des vomissements fréquents surviennent au commencement des repas; la constipation est opiniâtre. La soif est vive, mais il n'y a pas de polyurie; la malade n'est pas obligée de se lever la nuit pour uriner.

C'est au mois de novembre dernier que sa santé semble avoir été touchée, en premier lieu par une bronchite avec fièvre, puis par une diminution graduelle de l'appétit, ainsi que par une exagération des vomissements. Dès qu'un aliment quelconque est entré dans l'œsophage, il y a une sorte d'intolérance qui provoque des régurgitations bientôt suivies de vomissements. Le régime lacté absolu n'a amené qu'un soulagement très momentané.

L'estomac est douloureux à la pression et très dilaté.

Je fais boire devant moi un verre de lait; le liquide passe d'abord facilement; puis la malade retire le verre de ses lèvres, a comme un hoquet, et vomit le lait ingéré avant d'avoir eu le temps de saisir son vase. Après le vomissement, qui représente une grande partie du lait qu'elle vient de déglutir, la malade peut boire tranquillement et sans vomir le reste du verre.

La langue est couverte d'un épais enduit grisâtre.

Le cœur est gros, le premier temps de la pointe est mal frappé et un peu sourd. Sauf cela, rien d'anormal. Le pouls est régulier, plutôt lent; les artères ne sont pas indurées.

Du côté des poumons, emphysème très marqué, avec quelques râles de bronchite disséminés. Toux fréquente, grasse; expectoration spumeuse, mêlée de masses jaunâtres opaques.

Le foie paraît d'un volume normal.

L'état général est assez mauvais; la malade a beaucoup maigri et se sent tres faible.

Urines, 1,200 centim. cubes, jaune foncé, avec un dépôt d'urate d'ammoniaque, sans sucre, renfermant des traces indosables d'albumine.

Je porte le diagnostic : Rétrécissement de la partie inférieure de l'œsophage, gastrite chronique avec dilatation de l'estomac, emphysème pulmonaire et bronchite.

La malade se refuse obstinément au cathétérisme œsophagien. J'ordonne comme traitement : diminution de la quantité des liquides, eau chloroformée avant l'ingestion des aliments, et six gouttes de teinture de fèves de Saint-Ignace à prendre après chaque repas.

Les 24 et 25 janvier, je pratique l'analyse de l'urine. Elle est rouge, hémaphéique, trouble, peu acide, d'une densité moyenne. Les matériaux solides sont abaissés à 22,68 et 24,33; l'urée à 8,480 et 9,002. Elle renferme des traces impondérables d'albumine. Cette faible quantité d'albumine attire mon attention, mais je ne trouve rien qui puisse l'expliquer et l'hypothèse d'une néphrite interstitielle, un instant soulevée, paraît si bien démentie par les autres caractères de l'urine que je n'hésite pas à la repousser.

Le 2 février, on ne constate aucune amélioration du côté de l'œsophage et de l'estomac; les vomissements continuent avec les mêmes caractères ; l'appétit est toujours nul ; la faiblesse est croissante.

Dans la journée, la malade se plaint de douleurs dans la région lombaire et au niveau de la vessie. Quand on exerce une pression sur les reins, on détermine une douleur notable, surtout au niveau du rein gauche. Puis, vers le soir, la malade remarque que son urine est rouge comme du sang. Elle passe une très mauvaise nuit, avec une sorte d'intolérance gastrique complète et une pesanteur très pénible dans les reins et dans le bas-ventre. Température matin, 38° ; soir, 38°,8.

Le 3. L'état est toujours le même, mais la température s'est abaissée à 37°,4. L'urine des vingt-quatre heures ne s'élève qu'à 250 centim. cubes avec une densité de 1,013,5. Les matériaux solides sont descendus à 7,87, l'urée à 1,017, les chlorures à 1,125 et l'acide phosphorique à 0,225.

Mais deux faits me frappent tout spécialement : c'est d'abord la coloration de cette urine qui est d'un brun rouge assez vif, d'apparence vraiment sanguinolente, louche et troublée par d'abondantes particules en suspension. L'examen spectroscopique et chimique ne me laisse aucun doute sur la présence de l'hémoglobine, et je m'attendais à trouver au microscope une grande quantité de globules rouges dans le sédiment. Or, l'urine, abandonnée à elle-même, laissait déposer un sédiment formé de débris organiques de couleur brunâtre, de pigment noir et de quelques globules blancs ; mais l'étude la plus attentive ne me permit pas de découvrir le moindre globule rouge, ni même la moindre apparence structurale rappelant la présence d'hématies altérées.

Le second fait, c'est une augmentation notable de l'albumine qui, indosable lors du dernier examen, s'est brusquement élevée à 1 gr. 010 dans la quantité d'urine rendue.

C'était donc un cas d'hémoglobinurie réelle.

Aussitôt on se mit en mesure de recueillir un peu de sang. Quand le caillot fut formé, le sérum apparut avec sa coloration jaunâtre normale.

Le 4. L'état n'a pas varié ; les vomissements sont incessants, et rien n'a pu les calmer ; ni la glace, ni la potion de Rivière, ni l'eau chloroformée, ni même une petite injection hypodermique de morphine. La douleur des reins est toujours la même.

L'urine s'est maintenue à 250 centim. cubes, mais sa densité s'est encore abaissée à 1,012 ; il n'y a plus que 6 gr. 02 de matières solides, 1,230 d'urée, 1,200 de chlorures, 0,212 d'acide phosphorique.

L'albumine a un peu diminué ; elle est à 0 gr. 50.

CARACTÈRES DE L'URINE	24 JANVIER	25 JANVIER	3 FÉVRIER	4 FÉVRIER
Couleur...........	rouge hémaphéique	id.	rouge brun	id.
Aspect............	très trouble	id.	id.	id.
Odeur.............	très forte	id.	fade	id.
Réaction..........	acide	id.	neutre	id.
Quantité..........	400 c.c.	460	250	250
Densité...........	1,026	1,021	1,013	1,012
Matériaux solides..	24,43	22,68	7,89	6,02
Urée..............	8,48	9,002	1,017	1,230
Albumine..........	traces	traces	1,010	0,501
Chlorures.........	5,92	3,312	1,125	1,200
Acide phosphorique	0,94	0,966	0,225	0,212
Urohématine.......	normale	normale	diminuée	diminuée
Indican...........	abondant	abondant	0	0
Pigments anormaux	0	0	hémoglobine	hémoglobine

L'aspect et les caractères microscopiques de cette urine ne sont point modifiés depuis hier. Elle est toujours sanguinolente, trouble, et le dépôt ne renferme pas de globules rouges. On s'assure une fois encore que la coloration est bien due à la présence de l'hémoglobine en dissolution.

5 février. L'état de la malade ne s'est pas aggravé ; elle a pu garder un peu de lait ; l'urine a dû augmenter sensiblement, mais il n'a pas été possible de recueillir sa quantité totale. Elle est moins foncée, plus transparente, elle renferme encore de l'hémoglobine, mais en plus faible proportion que les jours précédents.

Le 6. L'urine est jaune pâle et toute trace d'hémoglobine a disparu. La malade se sent mieux et ne vomit plus depuis ce matin. Elle paraît uriner abondamment sous elle.

Le 8. Malgré toutes nos instances, elle veut rentrer dans sa chambre.

Le 10. Elle est obligée de revenir à l'infirmerie. Les vomissements ont reparu, s'accompagnant cette fois d'oppression et d'une légère élévation de température. L'urine, normale comme couleur, renferme des traces d'albumine.

Le 12. On constate au sommet droit l'existence d'une pneumonie. La malade est encore assez vigoureuse, la pneumonie paraît limitée. En raison de l'état des reins, on se borne à faire des badigeonnages à la teinture d'iode et l'on donne une potion avec 2 gr. d'oxyde blanc d'antimoine.

Le 13. La malade se plaint de ne pas uriner et d'avoir de nouveau une douleur vague dans la région lombaire. Elle est dans une sorte de subdélirium, avec la langue sèche et noirâtre, les yeux chassieux, sans que la température cependant dépasse 37°,9. Depuis douze heures environ, il n'y a pas eu d'urine. On pratique aussitôt le cathétérisme et l'on retire 120 gr. d'une urine boueuse, d'aspect sanguinolent, dans laquelle on décèle la présence de l'hémoglobine sans le moindre globule rouge dans le sédiment. Le sérum du sang, cette fois, ne fut pas examiné.

Dans la journée, il y eut quelques ébauches de vomissements; le soir, vers huit heures, comme la malade n'avait pas uriné depuis le sondage du matin, on retira environ 50 gr. d'un liquide noirâtre, toujours chargé d'hémoglobine, sans globules rouges. L'agonie commençait.

Vers le matin, la malade s'éteignit.

L'*autopsie*, pratiquée le 15 février, révèle les lésions suivantes du côté des reins :

Le rein droit, très petit, complètement atrophié, ne pèse plus que 45 grammes. Il mesure en longueur 7 centim. 50; en largeur, 3 centim.; en épaisseur, 1 centim. 25.

La substance propre du rein est considérablement réduite et atrophiée; le bassinet et les calices sont, au contraire, dilatés, de sorte qu'il ne reste pour ainsi dire plus de substance sécrétante. Ce qui persiste est induré et comme fibroïde, mais pourtant très congestionné. Il existe dans la partie inférieure du rein un petit kyste rempli d'un liquide brunâtre. Les calices contiennent de petits calculs phosphatiques.

Le rein gauche pèse 198 grammes. Il mesure en longueur 12 centim. 5; en largeur, 6 centim.; en épaisseur, 3 centim. ; il porte à sa partie supérieure un kyste de la grosseur d'une noisette; ce kyste est rempli de liquide sanguinolent. Ce qui domine d'une manière tout à fait remarquable quand on coupe ce rein, c'est une congestion colossale et généralisée qui donne à la surface de section une coloration violacée. Les colonnes de Bertin sont même le siège d'une pigmentation très appréciable à l'œil nu. La congestion paraît avoir son maximum à la périphérie des pyramides où la coloration prend un ton violet noir. La capsule s'enlève assez difficilement; les étoiles de Verheyen sont, elles aussi, le siège d'une intense congestion.

Les calices sont littéralement bondés de petits calculs phosphatiques arrondis, ayant l'aspect de frai de poisson. Le bassinet ne paraît pas malade.

J'ai envoyé à mon ami, le professeur J. Renaut, une préparation du rein gauche, et voici textuellement reproduite la note qu'il a bien voulu me remettre :

« La préparation que j'ai examinée répond au pourtour d'une cavité adventice creusée dans le parenchyme rénal et dont le contenu a disparu.

« Cette préparation comprend, autour de cette cavité, une bande de substance rénale assez large pour qu'on puisse conclure qu'à une distance au moins double ou triple de sa largeur, le rein était lésé d'une façon similaire à celle dont il l'est dans cette largeur même. Il s'agit donc d'une lésion assez étendue.

« Elle consiste dans une néphrite interstitielle de cause artérioscléreuse et intéressant la substance médullaire du rein sur les limites de la substance corticale. Nombre de glomérules ont subi la transformation fibreuse; le tissu interglomérulaire et intertubulaire est constitué par des éléments connectifs jeunes, à la phase muqueuse. Ce tissu occupe les anciens espaces intertubulaires de Ludwig; il est parcouru par des vaisseaux sanguins néoformés.

« L'épithélium des tubes contournés ne présente pas beaucoup de lésions, bien que quelques-uns des tubes renferment des cylindres colloïdes. Mais sur cette lésion chronique a évolué manifestement, dans les derniers jours de la vie, une autre lésion. Cette dernière consiste dans un œdème aigu congestif.

« Cet œdème aigu congestif ne s'est pas produit diffusément, mais par îlots, comme dans la néphrite varioleuse. Dans ses limites, de nombreux globules blancs ont envahi le tissu conjonctif séparant les tubuli. Ces globules blancs étaient vivants, actifs; ils se colorent en rouge intense par le picrocarminate. Nombre de glomérules montrent leurs anses vasculaires gorgées de globules blancs. Enfin, certains tubes de Henle sont remplis de ces mêmes globules. Dans les points intéressés, on croirait avoir sous les yeux une néphrite scarlatineuse.

« Ce rein, déjà lésé par la néphrite interstitielle chronique, a été annulé par un coup d'œdème aigu congestif, procédant à la façon de celui qui constitue la lésion rénale type de la scarlatine. »

V. — **Hémoglobinurie des nouveau-nés.** — L'hémoglobinurie revêt une forme particulière quand elle apparaît chez le nouveau-né. Les premières observations cliniques sont rapportées à la Société des sciences médicales à Berlin, en 1879, par le professeur Winckel. Cette maladie qui sévit endémiquement parmi les nouveau-nés de Dresde, débute par de l'obnubilation du sensorium, une respiration suspicieuse accompagnée de cyanose. Le ventre est souple, l'urine est brunâtre ; il n'y a aucune élévation de température ; les conjonctives sont légèrement ictériques; on note parfois des convulsions. Le sang est sirupeux, brun noir. A l'autopsie, on trouve le foie brun foncé, la rate grosse et les reins hyperhémiés ; il y a des ecchymoses pleurales et péricardiques. L'urine, brunâtre, contient des cylindres granuleux, des amas de micrococcus et une quantité d'hémoglobine.

La mort est la terminaison habituelle. Sur 23 enfants atteints, 19 ont succombé.

Winckel nomme cette affection « cyanose apyrétique et ictérique maligne avec hémoglobinurie ». Gerhardt propose de la nommer maladie de Winckel.

Il paraît vraisemblable que la description donnée par Parrot de l'altération des urines chez les jeunes athrepsiques se rapporte à cette variété d'hémoglobinurie (Delabrosse).

VI. — **Hémoglobinurie toxique.** — Nous avons décrit successivement les diverses variétés qui constituent la classe des hémoglobinuries vraies. Nous avons vu que tantôt les accès se manifestent sous forme de paroxysmes, c'est l'hémoglobinurie paroxystique; que tantôt, au contraire, les accès perdent leur allure paroxystique, et nous avons étudié dans cette seconde catégorie l'hémoglobinurie prébrightique et l'hémoglobinurie métabrightique et postbrightique. Nous avons vu que ces différentes variétés d'hémoglobinurie vraie réclament toutes pour se réaliser l'action combinée des conditions prédisposantes d'ordre général et de l'acte rénal, et que la différence qui les sépare réside seulement dans la durée de l'acte rénal.

Nous allons maintenant étudier rapidement les hémoglobinuries de la seconde classe, les hémoglobinuries toxiques. Elles diffèrent essentiellement des hémoglobinuries vraies en ce sens qu'elles n'ont pas, comme ces dernières, besoin pour se produire du concours de deux facteurs pathogéniques. Comme le dit excellemment M. Albert Robin, la diminution de résistance des globules rouges entre seule en ligne de compte ; par conséquent, tout agent destructeur de leur structure ou perturbateur de leur milieu nutritif, c'est-à-dire tout poison des globules rouges assez violent pour les détruire dans l'intérieur des vaisseaux eux-mêmes sera capable de produire à lui seul l'hémoglobinurie.

Ici il s'agit incontestablement d'une hémoglobinhémie ; l'acte rénal n'a nul besoin d'intervenir. La poussée congestive du côté du rein, nécessaire dans le cas d'hémoglobinurie vraie, n'a plus ici raison d'être. Les poisons détruisent les globules rouges dans le sang lui-même et l'hémoglobine ainsi dissoute dans le sérum filtre à travers les reins pour constituer l'hémoglobinurie.

Les observations d'hémoglobinurie toxique sont fort nombreuses et nous n'insisterons pas davantage sur ce sujet. Elle peut se produire par l'action d'un grand nombre de substances : c'est ainsi qu'on l'a vue survenir à la suite d'intoxications par les acides sulfurique, chlorhydrique, sulfhydrique, phénique, par l'hydrogène sulfuré, l'hydrogène arsénié, le phosphore, le naphtol, la toluylène diamine, l'acide pyrogallique, l'aniline, certaines espèces de champignons, etc. On l'a vue produite par l'usage de la quinine et par les frictions hydrargyriques.

On a pu, en outre, produire expérimentalement l'hémoglobinurie toxique en injectant sous la peau de la glycérine, des acides biliaires, du nitrite de sodium, etc.

Nous ferons remarquer que les altérations du sang varient selon la cause de l'empoisonnement. Certains poisons, comme l'hydrogène arsénié, le chlorate de potasse, le naphtol, l'acide pyrogallique, l'iode, la glycérine et certains champignons, détruisent complètement les globules rouges dans le sang lui-même; d'autres, au contraire, paraissent ne pas détruire complètement les globules rouges, mais provoquer seulement la sortie de l'hémoglobine du globule sans altérer la forme de ce dernier; c'est ainsi que l'aniline dissocie l'hémoglobine du stroma qui apparaît alors sous la forme d'un anneau globulaire (Albert Robin).

Si l'étiologie et la pathogénie de l'hémoglobinurie vraie, et de l'hémoglobinurie toxique diffèrent essentiellement, la symptomatologie des deux affections est sensiblement la même. L'accès s'annonce par une sensation de malaise général et par des frissons; il y a de la fièvre, et au bout d'un temps plus ou moins long, il y a émission d'urine hémoglobinurique. On a parfois noté un ictère intense.

VII. — **Hémoglobinurie dans l'espèce animale.** — L'hémoglobinurie n'est pas spéciale à l'homme, elle existe aussi chez les animaux. Raynal et Wiltshire l'ont décrite et la considèrent comme produite par le froid.

En 1878, M. Albert Robin examine quatre échantillons d'urines provenant de deux vaches atteintes d'hématurie : il y constate une teinte très foncée, analogue à celle du vieux vin de Malaga, une odeur repoussante, une réaction alcaline et un sédiment abondant. Au microscope, ce sédiment paraît formé de granulations brunes amorphes, de quelques globules rouges très altérés, dont la proportion est très inférieure à la quantité d'hémoglobine dissoute dans l'urine, de quelques globules blancs, de cristaux d'hématoïdine et d'urate d'ammoniaque et de quelques gouttelettes de graisse.

En résumé, des faits qui ont été établis par l'analyse des urines, il résulte principalement que, pendant le cours de cette maladie, l'organisme fait de plus grandes pertes en urée et surtout en chlorures, pertes d'autant plus sensibles que les animaux mangent moins; que l'acide urique remplace l'acide hippurique, rapprochant temporairement ainsi l'urine des animaux malades de celle des carnivores ; que les sels de chaux diminuent dans le liquide et disparaissent dans le sédiment ; que la graisse libre et les cylindres augmentent et apparaissent aux alentours de la défervescence ; enfin que l'affection paraît être une hémoglobinurie plutôt qu'une hématurie véritable.

Il ne sera pas inutile de rappeler que chez d'autres animaux on a observé des faits analogues. M. H. Wolff a présenté à la Société de médecine vétérinaire (novembre 1881) l'histoire d'une jument qui succomba à un refroidissement intense et dont l'urine était rouge brun, légèrement acide et, avec une densité de 1042, renfermait des globules sanguins déformés, des cylindres épithéliaux, de l'albumine et des matières colorantes de la bile. A l'autopsie, on constata une forte congestion des organes viscéraux ; les reins avaient la grosseur de la tête d'un homme ; ils étaient friables, surtout dans leur région corticale.

Dans les hivers rigoureux, les animaux sauvages ont de l'hématurie et laissent des traces de sang sur la neige ; mais on a essayé d'attribuer cette hématurie à la grande quantité de tannin qu'absorbent ces animaux quand la neige les prive de toute autre nourriture que l'écorce des arbres et les bourgeons ; l'hématurie ne serait qu'un mal de Brou et elle cesserait dès qu'on distribue au gibier des aliments de bonne nature. Ce qui tend à prouver la véracité de cette assertion, c'est que dans les pays où abondent les sapins, le gibier se nourrit d'aiguilles de pins qui, fort riches en térébenthine, provoquent rapidement de l'hématurie et de la néphrite albumineuse. La nourriture avec les bourgeons conduit aux mêmes accidents, non tant à cause du tannin qu'en raison des matières gommo-résineuses que ceux-ci renferment en abondance (Albert Robin).

Enfin nous avons vu plus haut que Babès a étudié une affection du bœuf, épidémique, commune en Roumanie et qu'il appelle hémoglobinurie bactérienne. L'auteur a constamment trouvé au cours de cette affection une bactérie qu'il considère comment l'agent pathogène de la maladie ; cependant, il faut remarquer qu'inoculée au bœuf, la bactérie ne reproduit pas la maladie.

En résumé, nous dirons que l'hémoglobinurie n'est pas spéciale à l'homme ; on la rencontre aussi dans le bétail et chez les autres animaux. Elle paraît produite chez le bœuf par une bactérie spécifique

Anatomie pathologique.

L'anatomie pathologique de l'hémoglobinurie est encore assez peu connue. Les examens anatomiques se rapportent surtout à des cas d'hémoglobinurie expérimentale.

En dehors des hémoglobinuries expérimentales, on ne possède guère que deux cas d'examen anatomique, dus, l'un à notre maître, M. Albert Robin, l'autre à M. le Professeur Dieulafoy.

Dans le premier cas, il s'agit de cette malade dont nous avons plus haut rapporté l'observation complète avec l'examen histologique fait par M. le Professeur Renaut. La malade, atteinte d'une vieille néphrite interstitielle, était morte de pneumonie compliquée d'accès d'hémoglobinurie non paroxystique. A l'autopsie, on trouva une congestion rénale intense et généralisée dont le maximum correspondait à la périphérie des pyramides. Au microscope, M. le Professeur Renaut constata une néphrite interstitielle de cause artérioscléreuse ; sur cette lésion chronique avait évolué un œdème aigu congestif. Cet œdème s'était produit par îlots ; dans ses limites, de nombreux globules blancs avaient envahi le tissu conjonctif séparant les tubuli. Ces globules blancs étaient vivants, actifs Nombre de glomérules montraient leurs anses vasculaires gorgées de globules blancs et certains tubes de Henle en étaient remplis. Pour rappeler l'expression si juste de l'auteur, ce rein déjà lésé par la néphrite interstitielle chronique, avait été annulé par un coup d'œdème aigu congestif, procédant à la façon de celui qui constitue la lésion rénale type de la scarlatine.

Dans le cas de M. le Professeur Dieulafoy, il s'agissait d'une femme morte en plein accès d'hémoglobinurie. A l'autopsie, on trouva des reins présentant une couleur sépia très marquée dans toute la substance corticale.

Au microscope, les glomérules étaient indemnes, les cellules troubles des tubes contournés et des branches montantes de Henle présentaient seules une infiltration hémoglobinique complète ; de grosses granulations hémoglobiniques se rencontraient même dans l'aire des tubes.

En résumé, nous voyons que, dans les hémoglobinuries vraies, il s'agit surtout de lésions congestives entées sur de vieilles lésions de néphrite ancienne, d'un « coup d'œdème aigu congestif » annulant temporairement le rein.

Les lésions qu'on observe dans l'hémoglobinurie toxique sont totalement différentes de celles que nous venons de décrire. Ici, en effet, comme le fait remarquer M. Albert Robin, l'acte rénal n'a nul besoin d'intervenir ; l'hémoglobine dissoute dans le plasma sanguin, filtre à travers le glomérule ou les cellules à bâtonnets des tubes contournés, en vertu de ses propriétés cristalloïdes ; et si les autopsies ont alors révélé des altérations rénales, elles étaient certainement secondaires soit à l'élimination du poison destructeur des globules rouges, soit à l'irritation produite par l'excrétion d'un produit pour le rein anormal, tel que l'hémoglobine.

Ponfick, caractérise ainsi les lésions rénales produites par la filtration de l'hémoglobine : « Les reins sont très augmentés de volume ; mais ils ne sont pas toujours très congestionnés ; au contraire, la substance corticale est parfois pâle et de couleur gris sale. La capsule se laisse facilement détacher ; la surface de l'organe dépouillé est tendue ; de petites taches rouge de vin s'y dessinent, comme dans les cas de néphrite hémorrhagique. A la coupe, elles apparaissent plus nombreuses dans l'épaisseur de la substance corticale. A l'examen microscopique, on remarque que toutes les taches brunes de l'écorce et des raies de la substance médullaire reconnaissent pour cause la présence de bouchons solides dans les canalicules droits et contournés, de couleur rouge les premiers jours et sombre plus tard ; les bouchons ne sont pas formés par un agrégat de globules rouges dans les tubuli, mais par un substratum hyalin ou grenu, coloré par l'hémoglobine. Souvent, on observe, de plus, une dégénérescence graisseuse de l'épithélium des tubuli. »

M. Marchand et Lebedeff ont produit l'hémoglobinurie toxique par des injections de chlorate de soude. Les lésions sont comparables à celles qui se produisent dans l'empoisonnement par les cantharides.

Les épithéliums striés des tubes contournés sont souvent creusés de vacuoles et montrent à leur face libre des gouttes homogènes qui tombent dans les tubes, où il y a soit ces gouttelettes, soit un exsudat réticulé homogène. Dans les canalicules de Henlé, dans les canaux droits, on trouve des cylindres hyalins qui deviennent souvent granuleux dans les tubes collecteurs. Les anses capillaires des glomérules sont remplies de sang, et une petite quantité d'un exsudat homogène se place entre le bouquet vasculaire et la capsule dont l'épithélium est hypertrophié et en partie desquamé (Cornil et Ranvier).

Diagnostic et pronostic.

En présence d'une urine présentant une coloration rouge, on peut toujours hésiter entre l'hématurie et l'hémoglobinurie.

Nous ne reviendrons pas sur les caractères des urines hémoglobinuriques que nous avons déjà décrits. Quant aux urines hématuriques, en général, elles se distinguent assez facilement des précédentes. Quand elles sont fraîches, elles sont plus rouges et toujours troubles à l'inverse des urines hémoglobinuriques qui sont claires et transparentes; les globules rouges sont très nombreux et généralement faciles à trouver. Cependant ces caractères macroscopiques sont toujours insuffisants ; l'examen spectroscopique seul, permet d'affirmer le diagnostic, en révélant la présence des deux bandes noires caractéristiques de l'hémoglobine.

Le diagnostic d'hémoglobinurie une fois assuré, il faudra déterminer la variété à laquelle on a affaire, chercher si l'on se trouve en présence d'une hémoglobinurie vraie ou d'une hémoglobinurie toxique.

Pour cela, il faudra examiner minutieusement les malades, s'enquérir soigneusement de leurs antécédents pathologiques, étudier attentivement l'évolution de la maladie et les conditions dans lesquelles elle a pris naissance. C'est seulement en procédant de la sorte qu'on arrivera à déterminer exactement la variété d'hémoglobinurie et par suite à diriger contre elle un traitement approprié.

Si l'on fait abstraction de l'hémoglobinurie des nouveau-nés, dont la terminaison est le plus souvent funeste, il est permis de dire que l'hémoglobinurie est rarement mortelle. Dans les quelques cas où les malades ont succombé (Heubner, Griffiths, Henrot, Albert Robin) l'hémoglobinurie était survenue comme complication d'affections graves.

Cependant M. le Professeur Dieulafoy a vu dans son service une femme mourir en plein accès d'hémoglobinurie.

Si le pronostic n'est pas fatal à brève échéance, il faut bien savoir qu'il est moins rassurant au point de vue de la durée de l'affection.

L'hémoglobinurie est une maladie essentiellement sujette aux récidives ; en outre, il ne faut pas oublier que, paroxystique ou non, elle est toujours l'indice d'une altération du plasma, d'un trouble plus ou moins profond de la nutrition.

Traitement.

Le traitement de l'hémoglobinurie dépend en grande partie des considérations pathogéniques que nous avons eu l'occasion d'exposer au cours de cette étude.

Comme le fait remarquer M. Albert Robin, jusqu'à ces dernières années aucune règle fixe ne paraît avoir présidé à cette thérapeutique.

Un grand nombre de traitements ont été employés et presque toujours, il faut le dire, d'une manière empirique. C'est ainsi qu'on a employé successivement les ventouses lombaires, les bains de vapeur, l'acide gallique, la quinine et le fer (Dickinson), le mercure et la quinine (Harley), la teinture de quinquina (W. Gull), le sulfate de quinine associé à l'arsenic (Habershon), le chlorhydrate d'ammoniaque (Begbie), les boissons chaudes et alcooliques (Ritchie), la pilocarpine (Charteris), etc. Chacune de ces médications compte à son actif autant d'insuccès que de réussites.

Une incertitude aussi grande de la thérapeutique ne peut provenir précisément que des hésitations de la pathogénie. Ici, plus que partout ailleurs, une médication purement symptomatique n'a aucune raison d'être, partant aucune chance d'aboutir, et c'est la pathogénie seule qui doit fixer les indications du traitement.

Or, nous avons vu M. Albert Robin démontrer que cette pathogénie se compose de deux éléments ; c'est donc la connaissance de ces deux éléments pathogènes qui imposera la médication à employer.

Il faudra, dit M. Albert Robin, déterminer d'abord la nature du processus d'ordre général qui, par l'intermédiaire d'un trouble de la nutrition qu'il sera urgent de connaître aussi, diminue la résistance des globules du sang.

Ce processus général, cause prédisposante de l'hémoglobinurie, est très variable, comme nous l'avons vu au sujet de l'étiologie ; il s'agit le plus souvent de syphilis, d'impaludisme, de rhumatisme, d'uricémie, de tuberculose, etc.

Quant à préciser la nature du trouble des échanges qui sert d'intermédiaire entre ces divers états et la diminution de résistance globulaire, M. Albert Robin avoue que c'est là un travail qui n'est pas encore fait.

Mais en attendant sa réalisation, et à défaut du trouble nutritif intermédiaire, le médecin qui aura à traiter un hémoglobinurique devra faire une minutieuse enquête sur son malade et le soumettre à un examen approfondi pour déterminer la nature de l'affection générale ou locale prédisposante, afin de diriger contre elle toutes les ressources de sa thérapeutique.

C'est dire qu'à une maladie naissant de causes aussi diverses, il ne faut pas opposer un traitement univoque. On traitera donc les syphilitiques par le mercure et l'iodure ; les paludéens par le sulfate de quinine et les préparations de quinquina ; aux anémiques on donnera les toniques et les ferrugineux ; aux uricémiques, le régime, le benzoate de soude, l'acide arsénieux, etc. En un mot, on traitera la maladie prédisposante, considérée en elle-même et dégagée de sa complication hémoglobinurique.

Mais là ne se bornera pas la tâche du médecin. Nous avons vu que pour produire l'hémoglobinurie, le concours d'un second facteur est indispensable. Ce second facteur, c'est la congestion rénale. Il faudra donc supprimer les causes qui peuvent la produire, il faudra soustraire le malade à leur influence. Or, nous avons vu en étudiant les causes occasionnelles de l'hémoglobinurie, que les accès sont provoqués le plus souvent par le refroidissement, très fréquemment par la marche, la fatigue, les efforts, quelquefois par le traumatisme, les excès vénériens ou alcooliques.

On évitera donc sévèrement toute occasion de refroidissement ou de fatigue ; le malade sera tenu au repos et sera vêtu de flanelle. Barlow avait proposé d'habituer peu à peu les sujets à l'action du froid ; Ralfe recommande les bains de mer chauds ou les douches d'eau tiède qu'on refroidit progressivement ; mais M. Albert Robin se déclare opposé à ce traitement qui, d'après lui, risque plutôt d'aggraver la maladie. On supprimera aussi les boissons alcooliques, et l'on engagera le malade à s'abstenir pendant un certain temps de tout acte vénérien.

A ces sages préceptes, M. Albert Robin ajoute qu'il importe aussi de surveiller de très près l'alimentation et de soumettre chaque malade à un régime qui variera suivant l'affection générale prédisposante qu'on aura dépistée. On interdira donc les aliments oxaliques (oseille, tomates, etc.), ceux qui renferment beaucoup de matières extractives (viandes marinées, charcuterie, etc.), ceux qui exercent une action spéciale sur le rein (asperges, épices, thé, café, bière).

Pendant les paroxysmes, le séjour au lit et le régime lacté feront tous les frais de la médication.

Tels sont les principes du traitement posé par M. Albert Robin. Nous devons ajouter que leur application n'a jamais cessé de lui donner des résultats très satisfaisants.

CONCLUSIONS (1)

I. — Il y a deux sortes d'hémoglobinurie, l'hémoglobinurie vraie et l'hémoglobinurie toxique.

II. — L'hémoglobinurie vraie, exige pour se produire l'action combinée de deux processus : l'un d'ordre général et prédisposant, caractérisé par un trouble de la nutrition, l'autre d'ordre local et déterminant, la congestion rénale. Les globules rouges altérés dans leur nutrition sont détruits dans le rein où le sang s'accumule à la suite d'une poussée congestive d'origine réflexe.

L'hémoglobinurie vraie comprend elle-même des hémoglobinuries paroxystiques et des hémoglobinuries non paroxystiques.

A. — Dans les hémoglobinuries paroxystiques provoquées par le froid ou par la marche, l'acte déterminant la poussée congestive rénale, qu'il soit direct ou réflexe, a pour caractère essentiel d'être passager.

Il s'agit en pareil cas d'un mouvement d'ordre fluxionnel dont l'instantanéité suivie d'une prompte détente cause et caractérise précisément l'allure paroxystique de cette variété.

B. — Dans certains cas, au contraire, l'acte rénal prend la forme d'un mouvement congestif réel et durable; l'accès d'hémoglobinurie n'est plus alors paroxystique au sens propre du mot; il peut durer un certain temps, plusieurs jours par exemple, sans interruption et peut se terminer par une néphrite d'origine congestive. C'est l'hémoglobinurie prébrightique.

C. — On comprend parfaitement qu'une poussée congestive puisse se produire dans le rein au cours d'une maladie de cet organe, de la maladie de Bright par exemple, et évoluer plus ou moins rapidement. C'est l'hémoglobinurie métabrightique.

(1) Nous ne saurions mieux faire que d'adopter ici les conclusions formulées par M. Albert Robin dans son *Traité de thérapeutique appliquée*, et qu'il a eu l'obligeance de nous communiquer.

D. — Enfin, nous avons cité une observation de M. Albert Robin, où l'accès d'hémoglobinurie était survenu à la période ultime de la maladie de Bright. C'est l'hémoglobinurie postbrightique.

III. — L'hémoglobinurie toxique n'a pas besoin pour se produire du concours de deux facteurs pathogéniques. L'acte rénal n'est nullement nécessaire, et la diminution de résistance des globules rouges entre seule en ligne de compte. L'hémoglobinhémie précède l'hémoglobinurie.

IV. — L'hémoglobinurie se rencontre aussi dans l'espèce animale, en particulier chez les herbivores où elle paraît être de nature parasitaire.

INDEX BIBLIOGRAPHIQUE

Nous renvoyons à la thèse de Delabrosse (Paris, 1889) pour les ouvrages et documents publiés jusqu'en 1889 ; nous ne citerons ici que les travaux parus depuis cette époque.

Mac Fadycan. — Die Pathologie der Hämoglobinurie der Pferde. *Thierärztl. Mitth.*, Karlsruhe, 1888.

Babes. — Die Aetiologie der seuchenhaften hämoglobinurie des Rindes. *Arch. f. path. Anat.* etc., Berlin, 1889.

Ebbinghaus. — *Ueber Hämoglobinurie.* Freiburg, 1888.

Carr. — Three cases of paroxysmal hæmoglobinuria. *Illustr. M. News*, London, 1889.

Hayem. — Nouvelle contribution à l'étude de l'hémoglobinurie paroxystique. *Gaz. hebd. de méd.*, Paris, 1889.

Bastianelli. — Sull' emoglobinuria in sequito a marce e i suoi rapporti coll' albuminuria funzionale. *Bull. d. soc. Lancisiana d. osp. di Roma*, 1889.

Rossoni. — Studii clinici sulle emoglobinurie. *Morgagni*, Milano, 1889.

Hawke. — Two cases of hæmoglobinuria in horses. *J. Comp. Path. and therap.*, Edinb. and London, 1889.

De Renzi. — Caso clinico di emoglobinuria. *Riv. clin. e therap*, Napoli, 1889.

Calmette. — L'hémoglobinurie d'origine paludéenne. *Arch. de méd. nav.*, Paris, 1889.

Delabrosse. — Thèse de Paris, 1889.

Filehne. — Weshalb erzeugt intravenöse Einbringung von Glycerin weniger sicher Hämoglobinurie als subcutane? *Arch. f. path. Anat.*, etc., Berlin, 1889.

Socor. — Hémoglobinurie paroxystique. *Bull. Soc. d. méd. et nat. de Jassy*, 1887.

Léon. — Contribucion al estudio de la hemoglobinuria. *Cron. med.*, Lima, 1889.

Bristowe and Copeman. — Paroxysmal hæmoglobinuria. *Lancet*, London, 1889.

Joseph. — Circumscribed œdema of the skin and paroxysmal hæmoglobinuria. *Med. News*, Phil., 1889.

Giraudeau. — De l'hémoglobinurie paroxystique. *Arch. gén. de méd.*, Paris, 1889.

Barton. — Paroxysmal methæmoglobinuria. *Brit. med. J.*, London, 1889.

Hirst. — A case of acute hæmoglobinuria in a new-born infant. *Univ. M. Mag.*, Philad., 1890.

Tiraboschi. — Emoglobinuria e malaria. *Gior. internaz. d. sc. méd.*, Napoli, 1890.

Babes. — Sur les microbes de l'hémoglobinurie du bœuf. *Compt. rend. Acad. des sc.*, Paris, 1890.

Chéron. — Les hémoglobinuries. *Gaz. des hôp.*, Paris, 1890.

Starcovici. — Hemoglobinuria. *Clinica*, Bucuresci, 1890.

De Renzi. — Caso clinico di emoglobinuria. *Morgagni*, Milano, 1890.

Foulerton. — On the association of oxalate of lime crystals in the urine with hæmaturia or hæmoglobinuria. *Lancet*, London, 1890.

Hood. — A case of hæmoglobinuria in which the symptoms followed an attack of acute nephritis. *Lancet*, London, 1890.

Cimbali. — L'hemoglobinuria parossistica. *Riv. clin.*, Milano, 1890.

Bertelé. — Hémoglobinurie intermittente ou paroxystique. *Arch. de méd. et pharm. milit.*, Paris, 1890.

Moscato. — Sulla emoglobinuria parossistica da chinina. *Gaz. d. osp.*, Milano, 1890.

Garzilli. — Dell' emoglobinuria parossistica. *Med. prevent.*, Napoli, 1890.

Chéron. — L'hémoglobinurie paroxystique. *Union médic.*, Paris, 1890.

Copeman. — The pathology of paroxysmal hæmoglobinuria. *Practitioner*, London, 1890.

Evans. — The pathology of malarial hæmoglobinuria. *Memphis M. Month.*, 1891.

Beugnies-Corbeau. — Hémoglobinurie toxique. *Bull. Soc. de méd. prat. de Paris*, 1891.

Parham. — Malarial hæmoglobinuria. *South. M. Rec.*, Atlanta, 1891.

Babes. — Bemerkungen über die seuchenhafte Hämoglobinurie des Rindes. *Verhandl. d. sc. internat. med. Cong.*, 1890, Berlin.

Potain. — Un cas d'hémoglobinurie. *Gaz. des hôp.*, Paris, 1891.

Arnould. — Deux cas d'hémoglobinurie paroxystique et un cas d'urobilinurie paroxystique. *Ann. des mal. des org. génito-urinaires*, Paris, 1891.

Brunelle. — Hémoglobinurie paroxystique. *Bull. méd. du Nord*, Lille, 1891.

Crisafulli. — Due casi di emoglobinuria parossistica da freddo. *Gior. med. d. r. esercito*, etc. Roma, 1891.

Tessari. — Emoglobinuria parossistica. *Riv. Veneta di sc. med.*, Venezia, 1891.

Street. — Hæmoglobinuria. *Virginia M. Month*, Richmond, 1892.

Hare. — Malarial hæmaturia or hæmoglobinuria, and the value of quinine in the affection. *Tr. ass. Am. Physicians*, Phila., 1892.

Baccelli. — Ueber einen Fall von nicht paroxysmaller Hämoglobinurie. *Verhand d. Cong. f. innere Med.*, Wiesb., 1892.

Storch. — Ein Fall von Hämoglobinurie nach Einathmung von arsenwasserstoffhaltigem Wasserstoff. *Verhandl. d. Cong. f. innere Med.*, Wiesb., 1892.

Gillespie. — Notes on a case of paroxysmal hœmoglobinuria. *Edinb. M. J.*, 1892.

Corre. — La méthémoglobinurie quinique. *Bull. gén. de thérap.*, etc. Paris, 1892.

Hirota. — Hémoglobinurie chez les enfants. *Ztschr. d. med. Gesellsch.*, Tokio, 1893.

— Les hémoglobinuries. *Union méd.*, Paris, 1893.

Bozzini. — Emoglobinuria. *Gior. internaz. d. sc. med.*, Napoli, 1893.

Kurimoto. — Hémoglobinurie périodique. *Ztschr. d. med. Gesellsch.*, 1893.

Coats. — Hemoglobinuria with post mortem presence of bacillus of malignant œdema. *Tr. Glasg. Path. and clinic. Soc.*, 1893.

Potain. — Hémoglobinurie. *Internat. M. Mag.*, Phila., 1893.

Brunelle. — Hémoglobinurie paroxystique ; tuberculose pulmonaire ; mort ; autopsie. *Bull. méd. du Nord*, Lille, 1893.

Köster. — Ein Fall von Hämoglobinuria paroxysmalis, durch Quecksilberinjectionen geheilt. *Therap. Monatsch.*, Berlin, 1893.

Sharp and **W. Summershill.** — Hæmoglobinuria in a child eight years of age, probably due to the inhalations of sewer air. *Lancet*, London, 1893.

Variot. — Hémoglobinurie paroxystique chez une petite fille de 7 ans, avec troubles vaso-moteurs cutanés très douloureux. *Journ. de clin. et de thérap. infant.*, Paris, 1894.

Krogius et **O. von Hellens**. — Sur les hématozoaires de l'hémoglobinurie du bœuf. *Arch. de méd. expérim. et d'anat. path.*, Paris, 1894.

Ritter. — Ein Fall von reiner, durch Kälte bedingter Anfallsweise auftretender Hämoglobinurie. *All. Wien. med. Ztg.*, 1894.

Dickinson. — Hæmoglobinuria from muscular exertion. *Tr. Clin. Soc.*, London, 1894.

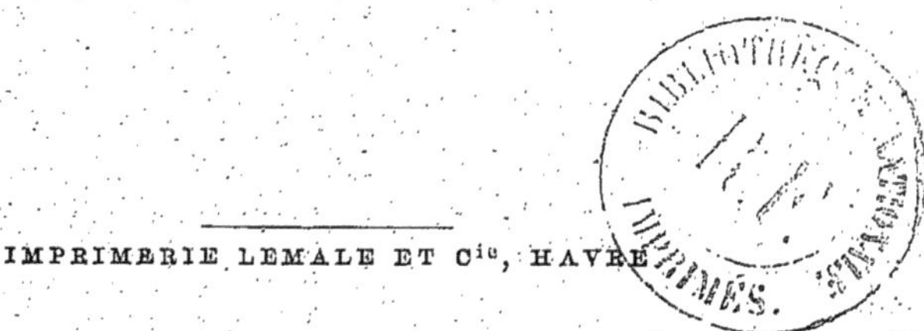

IMPRIMERIE LEMALE ET Cie, HAVRE

www.ingramcontent.com/pod-product-compliance
Ingram Content Group UK Ltd.
Pitfield, Milton Keynes, MK11 3LW, UK
UKHW020948180726
13838UKWH00003B/1199